Carolin E. Yoder

Heilsam mit traumatischen Erlebnissen umgehen

Carolyn E. Yoder

Heilsam mit traumatischen Erlebnissen umgehen

Wege zu Resilienz, Frieden und Versöhnung

Aus dem Englischen übersetzt von Eva Weyandt

NEUFELD VERLAG

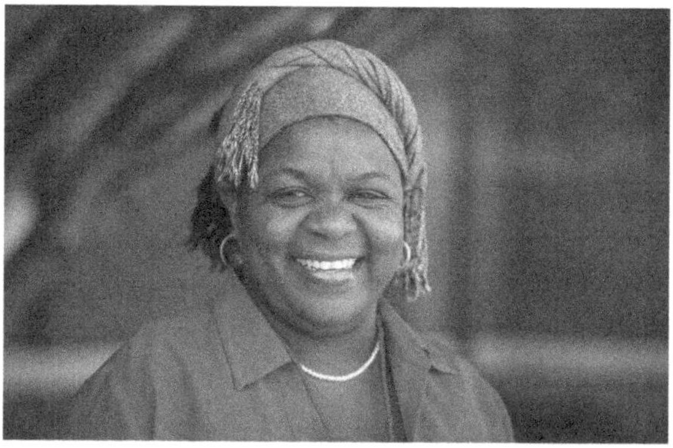

Für Doreen Ruto Jemutai

Nach dem Bombenanschlag auf die Botschaft der Vereinigten Staaten in Nairobi im Jahr 1998 machte sich Doreen, die bei dem Anschlag ihren Mann verloren hatte, mit ihren zwei kleinen Söhnen auf eine Reise, die sie unter anderem zum Center for Justice and Peacebuilding an der Eastern Mennonite University führte. In ihrem Studium als Fulbright-Stipendiatin konzentrierte sie sich auf Trauma, Resilienz, restaurative Gerechtigkeit und Friedensarbeit.

Nach ihrem Studium kehrte sie in ihr Heimatland Kenia zurück, wo sie die Daima Initiatives for Peace and Development ins Leben rief. Die Gründung dieser Initiative war für sie ein Weg, sich mit ihrem Schmerz und Verlust auseinanderzusetzen und etwas Gutes daraus entstehen zu lassen für andere, die ebenfalls mit Gewalt konfrontiert waren. Viel Gutes hat sie bewirkt, und außerdem machte sie Hunderte, vielleicht sogar Tausende Menschen in Kenia, Ruanda, der Somali-Region und dem Südsudan mit den STAR-Schulungen (Strategies for Trauma Awareness and Resilience) bekannt.

Doreens plötzlicher Tod im 21. Januar 2016 hinterlässt eine Lücke in der STAR-Gemeinschaft und in den Herzen all jener, die sie geliebt haben. Ruhe in Frieden, Doreen.

Aus dem Englischen übersetzt von Eva Weyandt, Berlin

Die englische Originalausgabe dieses Buches erschien erstmals 2005 und dann 2020 in einer überarbeiteten und aktualisierten Ausgabe unter dem Titel *The Little Book of Trauma Healing – When Violence Strikes and Community Security Is Threatened* im Verlag Good Books

German translation rights arranged with Good Books, an imprint of Skyhorse Publishing, Inc.

Edition Bienenberg, Band 9

Die Edition Bienenberg erscheint in Zusammenarbeit mit dem Bildungszentrum Bienenberg, Liestal/Schweiz, www.bienenberg.ch

Dieses Buch ist auch als E-Book erhältlich:
ISBN 978-3-86256-789-8

Die Deutsche Bibliothek verzeichnet diese Publikation in der Deutschen Nationalbibliografie; detaillierte bibliografische Daten sind im Internet über www.d-nb.de abrufbar

Umschlaggestaltung: spoon design, Olaf Johannson
Umschlagabbildung: photoBeard/Shutterstock.com
Korrektorat: Dr. Marcus Weiand, Benjamin Isaak-Krauß
Satz: Neufeld Verlag
Herstellung: CPI – Clausen & Bosse, Birkstraße 10, 25917 Leck

ISBN 978-3-86256-182-7, Bestell-Nummer 590 182

www.neufeld-verlag.de

Bleiben Sie auf dem Laufenden:
newsletter.neufeld-verlag.de
www.**facebook**.com/NeufeldVerlag
www.neufeld-verlag.de/**blog**

NEUFELD VERLAG

INHALT

Vorwort von Karen Hinrichs zur deutschen Ausgabe 13

Vorwort Die Anfänge von STAR 17

Kapitel 1 Einführung 25

Kapitel 2 Definition, Ursachen und Arten von Traumata 29

Kapitel 3 Das traumatische Erlebnis
Das STAR-Modell, Teil I 47

Kapitel 4 Kreisläufe der Gewalt durch nicht behandelte Traumata
Das STAR-Modell, Teil II 75

Kapitel 5 Kreisläufe der Gewalt durchbrechen und Resilienz entwickeln
Das STAR-Modell, Teil III 101

Kapitel 6 Die Anschläge vom 11. September und die Frage nach dem Durchbrechen der Kreisläufe
Das STAR-Modell anwenden 151

Kapitel 7 Wie also wollen wir leben? 159

Literaturauswahl *171*

Material zu Gewaltfreiheit *172*

Über die Autorin *173*

Verzeichnis der Abbildungen *174*

DANK

Dieses Buch aus der Reihe *Little Books of…* wurde möglich, weil viele Menschen ein Stück von sich selbst preisgegeben haben, um ein Werk zu schaffen, das größer ist als die Summe seiner Teile. Viele Personen und Organisationen haben zur Entstehung dieses Buches beigetragen. Ohne sie würde es das STAR-Programm und dieses Buch nicht geben. Danken möchte ich:

- Church World Service und Rick Augsburger, Leiter von CWS Disaster Response, für den Auftrag, nach den Anschlägen vom 11. September 2001 ein Trauma-Programm ins Leben zu rufen, und für die großzügige finanzielle Ausstattung.
- Den Dozentinnen und Dozenten sowie den Mitarbeiterinnen und Mitarbeitern des Center for Justice and Peacebuilding (CJP) an der Eastern Mennonite University. Euer Engagement hat dieses innovative paradigmen- und fachübergreifende Schulungsprogramm möglich gemacht. Danke, Jayne Docherty (Fachbereichsleiterin für Menschliche Sicherheit und Friedensarbeit), Barry Hart (Trauma-

Bewältigung und Friedensarbeit), Vernon Jantzi (Friedensarbeit und Fachbereichsleiter), Jannice Jenner (Leiterin des CJP Practice Institute), Ron Kraybill (Friedensarbeit), Lisa Schirch (Menschliche Sicherheit und Friedensarbeit), Nancy Good (Trauma-Bewältigung) und Howard Zehr (Restaurative Gerechtigkeit). Auch viele andere haben zur Entstehung von STAR beigetragen: Elaine Zook Barge, Vesna Hart, Amy Potter Czajkowski, Amela Puljek-Shank, die Co-Direktorinnen des New Yorker Büros Brenda Boyd Bell und Ruth Wenger Yoder sowie den Tausenden Teilnehmenden des STAR-Schulungsprogramms auf der ganzen Welt, deren Rückmeldungen die Inhalte des Programms weiterhin mitgestalten.

- Dem Center for Strategic and International Studies in Washington DC (David Steele, Olga Botcharova, Barry Hart, Gerald Shenk) für ihre Konzepte *Sieben Schritte zur Rache* und *Sieben Schritte zur Vergebung*.
- Der Unterstützung der STAR-Mitarbeitenden: Sharon Forret, Hannah Kelly, Shanti Martin Brown, Marsha Thomas, Kathy Smith und Robert Yutzy.
- Für das Lesen des Manuskripts: Kristin Rothwell De-Mello und Rick Yoder.
- Für die Beratung bezüglich des Inhalts: Elaine Zook Barge, Jayne Docherty, Joy Kreider, Donna Minter, Kathryn Mansfield und Howard Zehr.
- Für das Geschenk eurer persönlichen Erfahrungen: Lam Cosmas und „Anna Kelly“.

> Dem Herausgeber der Reihe *Little Books of…* Howard Zehr, Good Books und Skyhorse Publishing.

> Den Korrektoren Cari Dubiel und Jim Clemens.

> Der Lektorin Marian Sandmier von *The Gentle Pen,* deren Feinschliff genauso gnädig war, wie der Name vermuten lässt.

Vor allem aber danke ich meinem Mann und besten Freund Rick. Seit mehr als vier Jahrzehnten haben deine Liebe und deine ansteckende Begeisterung für das Leben diese Reise belebt und vorangebracht.

Carolyn Yoder, Harrisonburg, Virginia/USA

VORWORT ZUR DEUTSCHEN AUSGABE

Im Nordosten Nigerias, umgeben von den Spuren der Verwüstung, die die Terroristen von Boko Haram hinterließen, habe ich die englische Ausgabe dieses Buches von Carolyn Yoder im Sommer 2018 das erste Mal in der Hand gehabt. Mitglieder der Kirchenleitung der Kirche der Geschwister (EYN), die zwei Jahre zuvor an den zerstörten Sitz nach Kwarhi zurückgekehrt waren, berichteten von der Arbeit, die sie mithilfe dieses Buches in ihren Gemeinden und in den Camps für Binnenflüchtlinge begonnen hatten. Einige der Pfarrer und Mitarbeitenden dieser Friedenskirche hatten sich zuvor in Ruanda zu Multiplikatorinnen und Multiplikatoren in der Traumabegleitung ausbilden lassen. Bis heute ist diese Arbeit bitter nötig, denn die Erfahrungen von Terror und Gewalt, Verfolgung und Vertreibung belasten die Frauen und Männer, die Kinder und Jugendlichen meist für ihr ganzes Leben.

Im Herbst 2019 begegnete mir das Buch als Unterrichtsmaterial wieder, als ich im Rahmen eines Forschungssemesters in den USA am Grundkurs und Aufbaukurs des STAR-Trainings in Minneapolis bzw. an der Eastern Mennonite University in Harrisonburg teilnehmen konnte (STAR: Strategies for Trauma Awareness and Resilience – Strategien zur Traumawahrnehmung und Resilienz). Die beiden Kurse gehören zu den besten Fortbildungen, die ich in meinem beruflichen Leben gemacht habe. Die Teilnehmenden kamen aus sehr unterschiedlichen Ländern, Berufen und kulturellen Kontexten. Sie waren beispielsweise Sozialarbeiterin, Bürgermeister, Lehrerin, Polizist, Leiterin eines indigenen Frauenzentrums, Mitglied einer Menschenrechts-Initiative oder Jugendrichterin. Viele waren für das STAR-Training aus Kriegs- und Post-Konfliktregionen in Nord- und Westafrika, aus Kongo, Kolumbien, Indonesien, Kanada angereist oder aus verschiedenen Städten in den USA, die sehr von Gewalt geprägt sind.

So verschieden die Situationen und Handlungsfelder waren, alle Teilnehmenden teilten das Anliegen, Verantwortung für Frieden und damit für die Überwindung von Zirkeln der Gewalt und Gegengewalt zu übernehmen. Die meisten wollten das Training zuhause nutzen, um besser mit den kollektiven Traumata und Gewalterfahrungen in ihrer Stadt umzugehen und selbst Multiplikatorinnen und Multiplikatoren zu schulen. Wir waren fast alle psychologische Laien, so dass die in den Kursen verwendeten Texte und Grafiken aus Yoders Buch und die praxisorientierten Erläuterungen der wissenschaftlichen Grundlagen der Traumaforschung eine große Hilfe waren.

Noch gibt es in Deutschland keine vergleichbaren Trainings wie STAR, bei dem Strategien der Traumabearbeitung und zur Stärkung von Resilienz mit Methoden der zivilen Konfliktbearbeitung kombiniert werden. Einen Bedarf für diese Form der Friedensarbeit sehe ich durchaus, denn die Konfliktpotenziale in unserer Gesellschaft nehmen nicht erst seit der Pandemie spürbar zu. Für Verantwortliche in der Sozialen Arbeit, im Bildungs-und Gesundheitswesen, in Seelsorge und Beratung, in der Öffentlichen Verwaltung und in der Friedens- und Menschenrechtsarbeit geht es darum, zu lernen, wie Menschen nach traumatisierenden Erfahrungen wie Gewalt, Krieg, Flucht und anderen Katastrophen das Erlebte bearbeiten können und welche Unterstützung gebraucht wird.

So kann diese deutsche Ausgabe des Buches einen wichtigen Anstoß geben, sich im Selbststudium oder in Lerngruppen mit den hier vorgestellten Wegen zu Resilienz, Frieden und Versöhnung vertraut zu machen.

Karen Hinrichs, Pfarrerin und Geschäftsführende Direktorin des Friedensinstituts Freiburg

VORWORT

DIE ANFÄNGE VON STAR

„Ihr retraumatisiert die Menschen, wenn ihr über diese Friedensdinge redet."

Warnung einer Gesprächsgruppe, noch unter dem Einfluss der Anschläge vom 11. September 2001, die den Lehrplan von STAR noch vor der ersten Schulungseinheit durchgearbeitet hat.

Diesem Buch zugrunde liegt das STAR-Konzept, Strategien zur Traumawahrnehmung und Resilienz (Strategies for Trauma Awareness and Resilience); ein Ansatz, der stark von Gerechtigkeits- und Konfliktfragen getragen wird und zur Bewältigung von Traumata nach den Anschlägen vom 11. September 2001 entwickelt wurde. Während der Rauch von den Trümmern der Zwillingstürme noch in die Luft stieg, hatte der Church World Service des Staates New York bereits erkannt, dass Maßnahmen nötig werden würden, die über materielle Hilfe hinausgingen. Die Organisation stellte dem Center for Justice and Peacebuilding (CJP) der Eastern Mennonite University finanzielle Mittel zur Verfügung, um für Verantwortliche aller Gemeinschaften weltweit, die von den Anschlägen betroffen waren, ein Schulungsprogramm zu entwickeln und zur Anwendung zu bringen. Das Ziel dieses Programms sollte sein, den Auswirkungen, die die Anschläge unweigerlich haben würden, entgegen zu wirken.

Ich bekam den Auftrag, diese noch nicht ausgereifte Initiative zu leiten, als ich gerade von meiner Arbeit mit Traumapatienten im Mittleren Osten und Afrika zurückkam. Mir hätte nichts Besseres passieren können. Ich war skeptisch, ob ein westlich geprägtes psychologisches Paradigma für Traumata von Gemeinschaften und in Gegenden außerhalb (und manchmal sogar innerhalb) der westlichen Welt dafür geeignet wäre. Und zugleich war ich davon überzeugt, dass die Neurowissenschaft, die zunehmend an Bedeutung gewann, die Energetische Psychologie und Körperzentrierte Traumatherapien relevant waren für die Konflikte und die Gewalt, deren Zeugin ich geworden war. Mir wurde klar, dass die Suche nach gewaltfreien Wegen zu Sicherheit und Gerechtigkeit genauso zur Trauma-Intervention gehörte wie tiefes Atmen und eine kognitive Neuausrichtung. Ebenso hilfreich waren auch Kenntnisse in Konflikttransformation, um die strukturellen und beziehungsmäßigen Probleme aufzudecken, die der Gewalt und dem Trauma zugrunde lagen. Meine Erkenntnisse ergänzten und vervollständigten die Sachkenntnis und Erfahrung der Lehrenden des CJP.

Gemeinsam entwickelten wir den ersten Entwurf für eine einwöchige Schulung. Da wir keinen theoretischen Rahmen finden konnten, der dem entsprach, was wir im Sinn hatten, konzipierten wir einen eigenen. Grundlage dafür war ein vom Center for Strategic and International Studies in Washington DC entwickeltes Modell, das sich mit den Folgen des Konflikts im ehemaligen Jugoslawien beschäftigte.[1] Dieses Modell haben wir erweitert und angepasst. Das gemeinsame Projekt,

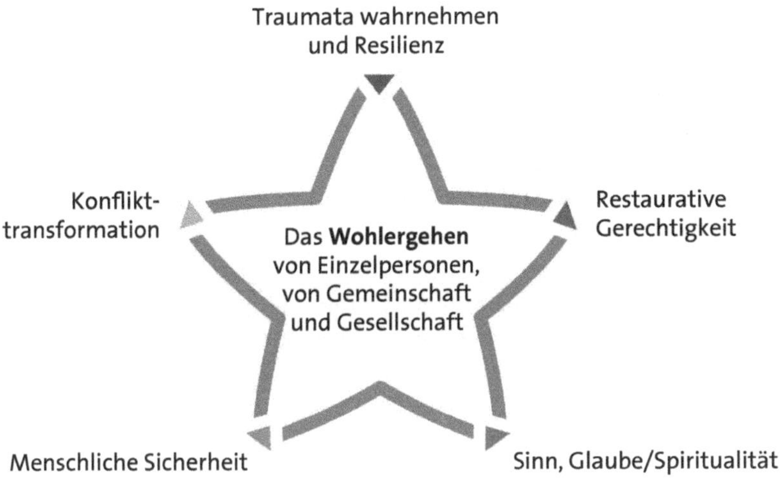

***Abb. 1:** Der STAR-Ansatz integriert diverse Konzepte*

ein innovatives, evidenzbasiertes Paradigma und Schulungsprogramm zu entwickeln, war getragen von dem Glauben an die große Bedeutung von STAR und das Gute, das es bewirken würde. Eigene Bestrebungen und Bedürfnisse hatten in diesem Projekt keinen Raum. Keiner von uns hätte dieses Programm allein entwickeln können.

Der STAR-Ansatz verbindet Konzepte aus traditionell getrennten Forschungs- und Praxisgebieten miteinander: Neurobiologie, Psychologie, Menschliche Sicherheit, Restaurative Gerechtigkeit, Konflikttransformation und Glaube/Spiritualität. Diese Disziplinen, auf die wir uns bezogen, sind dem Gebiet der Friedensarbeit zuzordnen. Die Expertin für Menschliche Sicherheit Lisa Schirch definiert Friedensarbeit als das Bemühen, „Gewalt in allen Erscheinungsformen zu verhindern, zu reduzieren und umzuwandeln – sogar strukturelle Gewalt, die noch nicht zu gesellschaftlichen Unruhen geführt hat – und Menschen Hilfestellung zu geben, sich davon zu erholen."[2]

> **TRAUMAGEN**
>
> Ein potentiell traumaauslösendes Ereignis bei der Mehrheit der Menschen, die einem Angriff ausgesetzt sind, sowohl bei den Angreifern als auch den Zeugen des Angriffs.
>
> *Hooker und Czajkoski, 2013*

Der STAR-Ansatz erweitert deutlich die traditionelle Herangehensweise, die sich weitgehend auf psychologische Erkenntnisse und die Behandlung von Einzelpersonen durch Fachleute für psychische Erkrankungen konzentriert. Doch angesichts der Anzahl von Menschen, die traumagenen Erfahrungen ausgesetzt sind,[3] ist es auch dringend nötig, dass es Hilfe zur Traumabewältigung nicht nur in Sprechzimmern gibt, sondern auch draußen in Schulen, in Kirchen und Moscheen, in Sporthallen und Bürgerhäusern. Die allgemeine Öffentlichkeit muss unbedingt umfassender über das Thema Trauma informiert werden: Lehrerinnen und Lehrer, Mitarbeitende von humanitären und Entwicklungsorganisationen, Geistliche, Fabrikarbeiter, medizinisches Personal, Eltern, Regierungsmitarbeitende, Journalistinnen, Bürgermeister und Soldaten. Unser Verständnis von Traumabehandlung und -intervention muss dringend erweitert werden.

Inzwischen haben Tausende die STAR-Seminare in über 60 Ländern besucht, die meisten davon keine professionellen Therapeuten, sondern Menschen, die in ihren Familien, Organisationen oder ihrer Gesellschaft täglich mit traumatisierten Einzelpersonen oder Gruppen in Kontakt kommen. Nicht selten haben sie selbst ein Trauma erlebt. Im Fokus steht die Arbeit in Gemeinschaften, aber viele der Erkenntnisse, Fertigkeiten und Hilfsmittel sind problemlos auf Einzelpersonen anwendbar. Der STAR-Ansatz basiert auf der Verknüpfung von persönlichem Verständnis und Traumabehandlung mit gesellschaftlichen und strukturellen Reaktionen, die sich mit den Ursachen und Konsequenzen von Konflikten und Gewalt beschäftigen.

STAR begann als ein zweijähriges Projekt für eine Welt nach den Anschlägen vom 11. September 2001 in einer vorherrschend von Weißen besuchten, an Frieden und Gerechtigkeit orientierten mennonitischen Universität in den Vereinigten Staaten und ist im Laufe der Jahre von Tausenden Seminarteilnehmenden in der ganzen Welt weiterentwickelt worden. Zu Beginn war der Plan für STAR, die finanziellen Mittel zur Verfügung zu stellen, um mindestens vier Teilnehmenden aus Ländern, die von Gewalt betroffen waren, die Teilnahme an den einwöchigen monatlichen Workshops zu ermöglichen. Zusammen mit Teilnehmenden aus Randgruppen in den Vereinigten Staaten haben sie dazu beigetragen, die Ereignisse rund um den 11. September ins richtige Licht zu rücken. Sie stellten schwierige Fragen darüber, was es bedeutet, in traumagenen Systemen und unter traumagenen Bedingungen zu leben: Tag für Tag, Jahr für Jahr und Jahrzehnt für Jahrzehnt.

Menschen aus den unterschiedlichsten Schichten und Ländern empfanden den evidenzgestützten STAR-Ansatz als hilfreich bei der Verarbeitung ihrer traumatischen Erfahrungen: historisches Leid,[4] Naturkatastrophen,[5] sexuelle und häusliche Gewalt,[6] Diskriminierung,[7] die Zeit nach einem schweren Konflikt[8] und mehr.

Und trotz unserer anfänglichen Befürchtung, wir könnten die Teilnehmenden unserer Seminare retraumatisieren, wenn wir über gewaltfreie Reaktionen auf Bedrohung und Leid sprechen, war das Gegenteil der Fall. Die Reaktionen in den Seminaren und die anschließenden Bewertungen zeigten, dass tief im Innern von vielen Menschen etwas zum Klingen kommt, wenn die klassische Therapie ergänzt wird durch die Themen Gerechtigkeit, Sicherheit und Konflikttransformation. Tatsächlich war dieses „Friedenszeug" in den Anfangsjahren in New York City das am stärksten gefragte Thema für Aufbaukurse.

In diesem Buch werden die grundlegenden Konzepte von STAR vorgestellt. Aber die experimentellen Anwendungsübungen in den Schulungen, die zu Hause durchgeführt werden können, und die lebensverändernden Aha-Momente können in einem Buch nicht vermittelt werden. Kommen Sie doch persönlich zu uns, um das zu erleben!

www.emu.edu/star

Endgültige Antworten und Lösungen werden Sie in diesem Buch nicht finden. Vielmehr werden Theorien und Fragen vorgestellt, die sich aus der Anwendung von STAR in Hunderten Seminaren auf sechs Kontinenten ergaben. Die Übertragung von Trauma- und Resilienzprinzipien und -übungen auf unsere Gemeinschaften ist ein Paradigmenwechsel. In einem Buch ist es unmöglich, jeden einzelnen Aspekt abzudecken: Probleme von andauernden oder sich wiederholenden Traumata, Missbrauch und Leid sind benannt, aber viele der Beispiele werden sich auf Traumata konzentrieren, die durch Gewalt und unvorhersehbare Katastrophen hervorgerufen werden. *Und Achtung, Triggerwahrung:* Hier geht es um Traumata, darum könnten einige Beispiele heftige Reaktionen auslösen.

Denken Sie während des Lesens darüber nach, wie Sie das Gelesene auf Ihr eigenes Leben, Ihre Gemeinschaft, Organisation und Ihre Nation anwenden können. Traumata anzusprechen und Kreisläufe der Gewalt in turbulenten Zeiten zu durchbrechen oder zu verhindern, ist ein komplexes Thema. Aber Veränderung beginnt, wenn wir zuhören, beobachten, nachdenken, unsere Fantasie spielen lassen, beten, ausprobieren und dann mitteilen, was wir erkannt haben. In diesem Geist wurde dieses Buch geschrieben. Lassen Sie uns anfangen!

Anmerkungen

1 Botcharova, Olga, „Implementation of Track Two Diplomacy" in: *Forgiveness and Reconciliation*, Hrsg., Helmick, Raymond G. und Peterson, Rodney L., Radnor 2001.

2 Schirch, Lisa, *The Little Book of Strategic Peacebuilding: A Vision and Framework for Peace With Justice*, Intercourse 2004, S. 9.

3 Anderson Hooker, David, und Czajkowski, Amy, *Transforming Historical Harms*, Eastern Mennonite University, Center for Justice and Peacebuilding, https://emu.edu/cjp/docs/transforming-historical-harms.pdf (aufgerufen am 2.9.2022).

4 Ebenda.

5 Das „Wozo"-(Resilienz)-Programm auf Haiti ist eine langfristige kontextualisierte, landesweite Initiative als Reaktion auf das Erdbeben von 2010. Garly Michel, Harry Thelusma, Adley Dumay und Lydie Mia Legitime-Vil gründeten federführend ein Netzwerk von Fachleuten, die Einzelpersonen, Gruppen und Gemeinschaften Unterstützung bieten. Ressler, Everett M., „Evaluation of the

Trauma Healing Program, ‚Twomatizasyon ak Wozo' STAR Haiti Programme". Unveröffentlichtes Papier, The Konterra Group, 17. Juni 2013.

6 Oudshoorn, Judah, Jackett, Michelle, und Stutzman, Lorraine, *The Little Book of Restorative Justice for Sexual Abuse: Hope through Trauma*, New York 2015.

7 Coming to the Table (CTTT), https://comingtothetable.org/, bringt Nachkommen von Familien, die Sklavinnen und Sklaven gehalten hatten, mit den Nachkommen der versklavten Menschen zusammen. Diese Zusammenkünfte finden im Rahmen des STAR-Programms statt. Will Hairston, ein Nachfahre einer der größten Sklavenhalterfamilien im Süden der USA, hat zusammen mit dem Center for Justice and Peacebuilding diese Initiative entwickelt und finanziert. Siehe DeWolf, Tom und Geddes, Jodie, *The Little Book of Racial Healing: Coming to the Table for Truth-Telling, Liberation and Transformation*, New York 2019.

8 Das Green String Network macht Trauma-informierte Friedensarbeit mit Hilfe eines angepassten STAR-Modells in Ostafrika. Dabei werden Volksmärchen, Fallstudien und Kunst eingesetzt, https://green-string.org/.

KAPITEL 1

EINFÜHRUNG

„Verletzte Menschen verletzen andere Menschen."
(Quelle unbekannt)

„Veränderte Menschen verändern andere Menschen."
Richard Rohr, OFM

Wir leben in herausfordernden Zeiten. Gemessen an der Zahl der Menschen, die von Gewalt betroffen sind, könnte das vergangene Jahrhundert zu den brutalsten der Geschichte der Menschheit gehören.[1] Auch in diesem neuen Jahrtausend erleben wir und unser Planet Konflikte, Trennung, Ungleichheit, Nationalismus und Terrorismus. Über allem schwebt die Klimakrise wie eine allgegenwärtige Wolke, für einige von uns alarmierend sichtbar und von anderen ignoriert oder geleugnet.

Während unsere Weltfamilie verzweifelt nach Antworten sucht, wird kaum etwas gesagt über den Zusammenhang von Trauma und Gewalt. Politiker, Unterhändler, Menschen, die sich um den Frieden bemühen, und die allgemeine Öffentlichkeit sind sich der Traumata heute vermutlich bewusster als noch vor einem Jahrzehnt, aber für viele sind sie immer noch eine psychologische Angelegenheit, die starke Menschen schnell überwinden. Nach einem Erdbeben oder einem Massaker in einer Schule werden vielleicht für kurze Zeit Initiativen zur Förderung psychischer Gesundheit finanziell unterstützt, aber insgesamt ist die Ansicht weit verbreitet, dass sie wenig zu tun haben mit Realpolitik und der Reduzierung von Gewalt. Doch es gibt einen integralen Zusammenhang zwischen Trauma und Gewalt: Verletzte Menschen verletzen andere Menschen. Gewalt zieht häufig ein Trauma nach sich, und umgekehrt kann ein nicht behandeltes Trauma zu weiterer Spaltung, Gewalt und dem Verlust von Sicherheit führen.

> VERLETZTE MENSCHEN VERLETZEN ANDERE MENSCHEN.

Der Trauma-Experte Bessel van der Kolk vertritt die Meinung, dass Trauma das häufigste Gesundheitsproblem in den Vereinigten Staaten ist, die größte Bedrohung des nationalen Wohlbefindens.[2] Ein Trauma wirkt sich negativ auf unseren ganzen Körper aus, auch auf unsere Fähigkeit, komplexe und integrierte Abläufe des Gehirns zu steuern. John Gottman beschäftigt sich in seiner Forschung mit Indikatoren für den Erfolg oder das Scheitern von Ehebeziehungen. Er ist zu dem Ergebnis gekommen, dass der rationale Teil unseres Gehirns aus dem Takt gerät, wenn sich unsere Pulsfrequenz auch nur um zehn Schläge erhöht.[3] Dann wird unser Reden und Verhalten aus dem unteren Teil unseres Gehirns gesteuert, wo unsere automatisierten Überlebensinstinkte angesiedelt sind.

Wenn diese physiologische Veränderung schon bei Diskussionen darüber, wer die Küche aufräumt, entstehen, was geschieht dann erst im Körper und Gehirn von nationalen

Führungspersonen, die auf strukturelle Gewalt oder einen terroristischen Anschlag reagieren müssen? Was geschieht, wenn Menschen, die jahrelang Ungerechtigkeit und der Missachtung ihrer Würde ausgesetzt waren, erneut beleidigt werden? Wenn Gruppen in höchstem Maße polarisiert werden? Wenn Unterhändlerinnen am Verhandlungstisch sitzen und über strittige Fragen diskutieren?

Die Aufklärung über Trauma – das Wissen, was ein Trauma ist, und die Kenntnis der physiologischen, emotionalen, mentalen und geistlichen Auswirkungen auf uns – ist eine wichtige Hilfe, um ein breites Spektrum an Phänomenen zu erklären, wie zum Beispiel das Gefühl der Unsicherheit, den Verlust der kulturellen Identität, Rassismus, Polarisierung, Gleichgültigkeit gegenüber der Klimaveränderung und Gewalt insgesamt.

Aber es geht nicht nur darum, zu wissen, was ein Trauma ist. Wenn wir einen Schritt weitergehen und lernen, uns mit gegenwärtigem, transgenerationellem und historischem Trauma auseinanderzusetzen, dann erschließen wir uns die Möglichkeit, Wunden zu heilen und Einzelpersonen, Gemeinschaften und Gesellschaften zu verändern. Wir erweitern unsere Fähigkeit, kreativ zu denken, mitfühlend zu reagieren und gemeinschaftlich für das Wohl aller tätig zu sein. Wir nehmen Verbindung auf zur in uns vorhandenen Resilienz.

Verstörende und verwirrende Zeiten schaffen im menschlichen Geist und sogar in der Weltfamilie eine neue Bewusstseinsebene. Das ist jedoch kein Automatismus, sondern erfordert von unserer Seite Arbeit. Voraussetzung ist, dass wir lernen, unseren Körper neu zu gebrauchen, unsere Geschichte und die „des anderen“ anzuerkennen, uns ehrlich auf die Suche nach Ursachen zu machen und unser Denken zu verlagern von nationaler Sicherheit auf Menschliche Sicherheit.

Im Kern ist die Auseinandersetzung mit Trauma psychobiologisch-soziale und spirituelle Schwerstarbeit und fordert von uns unsere edelsten Ideale und den Glauben, die Hoffnung, Liebe und Resilienz des menschlichen Geistes.

Dies sind kühne Behauptungen. Aber es sind die großen Ideen dieses kleinen Buches.

Anmerkungen

1 *Internationale Zusammenarbeit am Scheidepunkt: Entwicklungshilfe, Handel und Sicherheit in einer ungleichen Welt,* United Nations Development Programme, Berlin 2005. https://hdr.undp.org/system/files/documents//2005-hdr-german.2005-hdr-german (aufgerufen am 2.9.2022).

2 Van der Kolk, Bessel A., *The Body Keeps the Score: Brain, Mind and Body in the Health of Trauma,* New York 2014, S. 347–356 (dt. *Verkörperter Schrecken – Traumaspuren in Gehirn, Geist und Körper und wie man sie heilen kann,* Lichtenau 2015).

3 Gottman, John, *Why Marriages Succeed or Fail,* New York 1994, S. 176–177.

KAPITEL 2

DEFINITION, URSACHEN UND ARTEN VON TRAUMATA

Viele Berichte über erlebte Traumata in diesem Kapitel und überhaupt in diesem Buch sind für die Leser vermutlich schwer zu verkraften.

> Die Beschaulichkeit von Lam Cosmas' Jugend im Norden Ugandas wurde im Jahr 1986 erschüttert, als Rebellen begannen, Dörfer zu überfallen und unbewaffnete Zivilisten anzugreifen. Im Laufe der folgenden Jahre wurde das Vieh der Dorfbewohner abgeschlachtet, die Ernte verbrannt und Männer und Frauen wurden getötet. Bei nächtlichen Überfällen wurden Jungen, die manchmal kaum älter waren als sieben Jahre, entführt und zu Kindersoldaten gemacht. Mädchen ab neun sollten die „Frauen" der Rebellen werden. Die verängstigten Dorfbewohner zogen scharenweise in die größeren Städte, wo sie in überfüllten Lagern für Binnenflüchtlinge lebten und kaum das Nötigste zum Leben zur Verfügung hatten.[1]

- In den Nachwehen des Hurrikans Maria, der im Jahr 2017 die Insel Puerto Rico verwüstete, starb Juan Reus' Schwiegervater in einem Pflegeheim, in dem der Strom ausgefallen war. Ein anderer Freund starb an einer bakteriellen Infektion durch verseuchtes Flutwasser und ein Dritter kam bei einer Gasexplosion ums Leben. Politik, schlechte Planung, schlecht organisierte Hilfsleistungen und die Auswirkungen der klimabedingten steigenden Temperaturen, das alles machte diesen Hurrikan zu einer Naturkatastrophe. „Der Hurrikan", sagt Reus, „traf uns wie eine Atombombe."[2]
- Tamir Rice, ein zwölfjähriger afro-amerikanischer Junge, wurde im Jahr 2014 in einem Park in Cleveland von der Polizei getötet, als er mit einer Spielzeugpistole spielte. Daten aus den Jahren 2015 bis Mitte 2018 belegen, dass die Wahrscheinlichkeit, dass unbewaffnete Afro-Amerikaner von der Polizei getötet werden, im Vergleich zur weißen Bevölkerung 54 Prozent höher liegt, und dass sie fast doppelt so oft Opfer von Gewalt durch die Polizei mit tödlichem Ausgang werden als die übrige Bevölkerung.[3]
- Leila Begums Mann und ihre beiden Söhne kamen bei einem Angriff des Militärs auf ihr Rohingya-Dorf ums Leben. Sie und ihre beiden Töchter flohen und wanderten sechs Tage lang zu einem Flüchtlingslager in Bangladesch. „Ich habe auf dem ganzen Weg geweint", sagt sie. Voller Sorge fragt sie sich, wie sie ihre Töchter ernähren und für ihre Bildung sorgen soll.[4]
- Linda Maloney, Angehörige der Mi'kmaq, der First Nations von Nova Scotia, ist Überlebende des kana-

dischen Internatssystems für die Kinder der indigenen Bevölkerung. Sie erinnert sich an die Prügel und Demütigungen; dass ihre älteren Schwestern sie nicht trösten durften, wenn sie einsam war, und wenn sie Mi'kmaq gesprochen hat, wurde ihr der Kopf geschoren. „Sie wollten, dass wir so werden wie sie", sagt sie. „Sie wollten die Indianer einfach nur loswerden."[5]

> Am 11. September 2001 war Anna Kelly (Name geändert) in ihrem Büro in Kalifornien bei der Arbeit, als eine Nachbarin anrief und sie aufforderte, das Fernsehgerät einzuschalten. Während sie zusah, wie die Türme des World Trade Centers in Flammen aufgingen und einstürzten, rutschte Anna von ihrem Stuhl auf den Boden. Ihr Bruder war Feuerwehrmann im südlichen Manhattan und würde ganz bestimmt dort im Einsatz sein.

> Justina Masika Bihama wuchs in Goma auf, in der Demokratischen Republik Kongo, die auch die „Vergewaltigungshauptstadt der Welt" genannt wird. Sie nennt sie lieber die „Welthauptstadt der Schwesternschaft und Solidarität". „Wir haben nicht viel Geld, aber sehr viel Sachkenntnis", sagt sie. Für ihre Haltung hat sie Todesdrohungen bekommen, und ihr Haus und ihr Büro wurden durchsucht.[6]

Umgangssprachlich wird das Wort „Trauma" in den unterschiedlichsten Zusammenhängen verwendet, von einem anstrengenden Tag bis hin zu einem brutalen Mord. Trauma, abgeleitet von *trauma*, dem griechischen Wort für *Wunde*, bezieht sich auf Reaktionen – körperliche, emotionale, kognitive, spirituelle und beziehungsmäßige – einer Einzelperson oder einer Gruppe auf schlimme Ereignisse wie die oben beschriebenen. Solche Ereignisse unterscheiden sich in Intensität und/oder Dauer von gewöhnlichem Stress und erschüttern uns bis ins tiefste Innere.

Ein Außenstehender kann nicht beurteilen, wie sich eine bestimmte Situation auf einen anderen auswirkt. Was die eine nur als anstrengend empfindet, kann für einen anderen traumatisch sein. Faktoren wie soziale Unterstützung, Kenntnisse im Umgang mit Trauma, Alter, früher erlebte Traumata, genetische Veranlagung und die Frage, welche Bedeutung eine Person oder Gesellschaft dem Geschehen beimisst, bestimmen die Reaktion einer Einzelperson oder einer Gruppe auf bestimmte Ereignisse.[7]

> **TRAUMAGENE EREIGNISSE**

Oft Bedrohungen von Leib und Leben.

Die Folgen sind Ängste und das Gefühl der Hilflosigkeit.

Sie erschüttern eine Einzelperson oder eine Gruppe so tief, dass sie nicht mehr in der Lage ist, auf die Bedrohung zu reagieren oder damit umzugehen.

Eine Folge davon ist das Gefühl, die Kontrolle verloren zu haben.

Einzelpersonen oder Gruppen stellen Sinn und Ordnung des Lebens infrage.

Um ein Ereignis von der Reaktion eines Menschen auf dieses Ereignis zu unterscheiden, wird das Wort *traumagen* verwendet.[8] Traumagen bedeutet, ein Ereignis *kann* ein Trauma verursachen, so wie eine karzinogene Substanz Krebs erregen kann, aber nicht zwangsläufig *muss*. Einzelpersonen oder Gruppen können als Reaktion auf ein schlimmes Ereignis ein Trauma erleben oder auch nicht. *Folglich muss eine traumati-*

sche Reaktion als solche gesehen werden, egal wie das Ereignis, das sie ausgelöst hat, von anderen beurteilt wird.

Traumagene Ereignisse geschehen in sozialen Systemen, und unsere Reaktionen sind maßgeblich bestimmt von den Interaktionen zwischen der einzelnen Person und der Gesellschaft, in der sie lebt.[9]

Ein Beispiel: Kadzu hat sich bei ihrem Mann, der vor einem Jahr verstorben ist, mit AIDS angesteckt. Sie und ihre beiden Söhne leben mit ihrer alten verwitweten Mutter zusammen und sind von ihrer erweiterten Familie abhängig, deren finanzielle Situation ebenfalls angespannt ist. Bestimmende Faktoren für Kadzus Situation sind die Einstellung ihrer Familie, der Gemeinschaft und ihrer Gesellschaft in Bezug auf AIDS und die zur Prävention und Behandlung zur Verfügung stehenden Mittel sowie intellektuelle Eigentumsrechte, Medikamente, Preise und die Patente der multinationalen Pharmakonzerne. Letztere wiederum sind an internationale Handelsvereinbarungen gebunden. Kadzus Resilienz, ihre Fähigkeit, sich angesichts dieser Widrigkeiten ein Gefühl der Ausgeglichenheit und des Wohlergehens zu erhalten, ist nicht allein von ihren individuellen Eigenschaften abhängig. Die Fähigkeit, Resilienz zu zeigen, ist ebenfalls in unser soziales Netzwerk eingebettet.

Andauerndes und strukturell verursachtes Trauma

Nicht jedes Trauma ist die Folge eines einzigen, dramatischen, seltenen Ereignisses wie ein Tornado, ein schwerer Unfall oder sogar der Tod von Annas Bruder im World Trade Center. Ein Trauma kann die Folge eines missbräuchlichen, unsicheren Umfelds sein. Solch ein Leben über einen längeren Zeitraum hinweg ohne Hoffnung auf ein Ende kann ein Trauma nach sich ziehen, wie zum Beispiel bei dem andauernden Bürgerkrieg in Lams Geschichte oder bei Leilas Überlebenskampf. Das ständige Schreckgespenst von Tod oder Verletzung, mit dem Menschen in Konfliktgebieten, in tiefer Armut oder in gefährlichen Wohnvierteln, unter Besatzung oder in Angst vor Terrorismus leben, mag ihr Alltag sein, trotzdem sind sie traumagen.

Eine andere Ursache von Traumata ist die andauernde strukturelle Gewalt der ökonomischen, Rechts- und Sozialsysteme, die zur Folge hat, dass die Grundbedürfnisse der Menschen nach Nahrung, Obdach, Bildung, Gesundheitspflege und Gerechtigkeit nicht erfüllt werden. Diese strukturell verursachten Traumata bleiben von privilegierteren Menschen häufig unbemerkt, bis ein Ereignis – wie zum Beispiel eine Naturkatastrophe oder Tamir Rices Tod – Ungerechtigkeiten aufdeckt, die sich über Jahre hinweg entwickeln und festigen konnten.

In der Trauma-Literatur finden sich die unterschiedlichsten Schlagworte für die Erfahrung oder Folgen von andauernden Traumata: Kumulatives Trauma, anhaltendes Trauma, chronisches Trauma, komplexes Trauma und sequenzielle, multiple oder Mehrfachtraumata. Die Psychologin Martha Cabrera, die in Gemeinschaften in Nicaragua an Trauma-Bewältigungsprogrammen arbeitet, formuliert passend, dass Nicaragua nach den erlebten Naturkatastrophen und nach mehreren Jahrzehnten der kriegerischen Auseinandersetzung ein „mehrfach verletztes, mehrfach trauerndes Land ist".[10] Diese schwierigen Umstände können gravierende psychologische, spirituelle, soziale, wirtschaftliche und politische Auswirkungen haben – nicht nur für den Einzelnen, sondern für eine ganze Gesellschaft.

Kollektive, organisationsbezogene, geteilte und weltweite Traumata

Wenn ein traumatisches Ereignis oder eine Reihe von Ereignissen Auswirkungen hat auf eine größere Anzahl von Menschen, sprechen wir von einem gesellschaftlichen, Massen- oder kollektiven Trauma. Ob die traumagenen Ereignisse nun direkt miterlebt, als Zeuge beobachtet oder durch Hörensagen erlebt wurden, ein Trauma entsteht trotzdem. Egal ob direkt oder indirekt, ein traumagenes Gruppenerlebnis kann großflächig Furcht, Entsetzen, Hilflosigkeit oder Wut auslösen, die Auswirkung haben auf eine Region oder ein ganzes Land.

Ein organisationsbezogenes Trauma ist „eine kollektive Erfahrung, die die Verteidigungs- und Schutzstrukturen einer Organisation beschädigt oder außer Kraft setzt und das Gebilde vorübergehend verletzlich und hilflos oder auf Dauer beschädigt zurücklässt".[11] Die Folgen sind systemisch und können, wenn sie ignoriert werden, die Organisation in ihrer Arbeit schwächen und der Gesundheit auf lange Sicht großen Schaden zufügen.

Unter einem geteilten Trauma versteht man, wenn sowohl Psychiater und Psychotherapeuten, die Hilfe anbieten, als auch ihre Patienten dasselbe kollektive Trauma erlebt haben.[12] In einer Gesellschaft können kulturelle Untergruppen traumagene Ereignisse unterschiedlich erleben, je nach ihrer Nähe zu der Bedrohung oder dem Maß, in dem sie sich mit den Opfern dieser Ereignisse identifizieren.

Die Klimakrise stellt eine bisher nicht da gewesene kollektive Herausforderung für alle Lebewesen auf der Welt dar. Wir haben keinerlei Erfahrung mit einer Bedrohung dieser Größenordnung. Die normalen Reaktionen auf Traumata, die Thema des folgenden Kapitels sein werden, zeigen sich in den

Reaktionen von Einzelpersonen, Nationen und internationalen Gemeinschaften: Kampf (Gegenwehr/Präventivmaßnahmen), Flucht (Leugnung/Spiritualisierung) und Erstarrung/Zusammenbruch (Hilflosigkeit/Untätigkeit). Daniel Gilbert, Professor für Psychologie an der Universität Harvard, vertritt die Meinung, wir würden so wenig gegen die Klimakrise unternehmen, weil unser Gehirn darauf trainiert ist, sehr stark auf vier Arten der Bedrohung zu reagieren: persönliche Bedrohung, unerwartete Bedrohung, unmoralische und gegenwärtige Bedrohung (im Englischen entsteht so durch *personal, abrupt, immoral* und *now* der Begriff PAIN; Anmerkung der Übersetzerin). Klimaveränderung löst nur selten eine dieser Reaktionen aus,[13] obwohl die Auswirkungen auf den einzelnen Menschen zunehmend stärker werden. Die so genannte Angst vor dem Untergang nimmt zu.[14] Obwohl wir uns nichts anmerken lassen, sind wir uns tief in unserem Inneren dieser Gefahr bewusst.

Historisches Trauma, über Generationen hinweg weitergegeben

Die amerikanische Ureinwohnerin Maria Yellow Horse Brave Heart ist bekannt für ihre kritische Haltung bei der Erforschung und Beschreibung des indigenen kollektiven Traumas. Sie definiert historisches Trauma als „kumulatives emotionales und psychologisches, durch Wunden verursachtes massives Gruppentrauma über eine ganze Lebensspanne und über Generationen hinweg.“[15, 16] Beispiele dafür sind Sklaverei, Kolonialismus und Verfolgung oder der Völkermord an einer ethnischen, nationalen oder religiösen Gruppe. Das „Ereignis“ oder die Institution sind längst Vergangenheit, aber nach wie vor werden die noch vorhandenen Auswirkungen in der Haltung und dem Verhalten nachfolgender Generationen deutlich. Häufig werden diese Ereignisse, die nie betrauert wurden, zugedeckt von einer „Verschwörung des Schweigens".[17]

> **UNSERE GENE TRAGEN EINE ERINNERUNG AN DIE ERLEBNISSE UNSERER VORFAHREN IN SICH.**

Traumata können auch dann über Generationen hinweg weitergegeben werden, wenn die nachfolgenden Generationen von der traumatischen Geschichte gar nichts wissen oder sie nur bruchstückhaft kennen. Forschungen auf dem Gebiet der Epigenetik lassen vermuten, dass vergangene und künftige Generationen auf eine Art miteinander verbunden sind, wie wir es nie für möglich gehalten hätten – durch einen genomischen Abdruck. Das bedeutet, dass nicht nur die DNA von einer Generation an die nächste weitergegeben wird: Unsere Gene tragen eine Erinnerung an die Erfahrungen unserer Vorfahren in sich und geben diese Information von einer Generation an die nächste weiter.[18, 19, 20, 21] Diese emotionale Prägung wirkt sich auf mehrere Generationen aus, auf unsere Gesundheit und die Fähigkeit, Resilienz zu zeigen. Das wirft die Frage auf, ob auch die negativen Auswirkungen auf uns und künftige Generationen umgekehrt werden, wenn ein *Trauma behandelt wird.* Das werden weitere epigenetische Studien ergeben müssen.

Das Trauma der Täterschaft

Noch eine andere Ursache für ein Trauma wird selten zum Thema gemacht: die aktive Beteiligung an dem Leid, das anderen zugefügt wird, ob nun durch einen Unfall, im Rahmen der eigenen Pflichterfüllung oder außerhalb des Gesetzes, wie zum Beispiel bei organisiertem Verbrechen oder durch eine kriminelle Gruppe. Die Forschung der Psychologin Rachel MacNair lässt vermuten, dass die traumatischen Auswirkungen auf Menschen, die anderen Leid zufügen – ob nun beabsichtigt oder unbeabsichtigt –, genauso oder sogar noch schwerwiegender sein können als das Leid, das Opfer und Überlebende erfahren.[22] Die von MacNair angesprochenen Probleme haben gravierende Folgen für Gemeinschaften und Nationen. Welches sind die psychologischen und spirituellen Auswirkungen auf Gruppen oder Nationen, die die Verantwortung tragen für Völkermord, das Niederbrennen der Dörfer ethnischer Minderheiten, für Masseninternierung, die Trennung Asylsuchender von ihren Kindern, Genderdiskriminierung, Vergewaltigung als Waffe, militärische Besetzung von Gebieten, Selbstmordattentate, vom Staat gebilligte Morde oder Präventivkriege? Das Konzept der moralischen Verletzung, das Leid, das geschieht, wenn jemand gegen seine oder ihre eigenen Wertmaßstäbe verstößt, trifft in erster Linie den einzelnen Menschen.[23, 24] Aber es trifft auch das Kollektiv.[25]

Sekundäre Traumatisierung

Eine sekundäre Traumatisierung erleben Menschen, die mit traumatisierten Überlebenden zu tun haben: Angehörige, die mit einer traumatisierten Person zusammenleben, Ersthelfer bei einem Unglück, Rettungssanitäter, Ärztinnen und Therapeuten, Menschen, die sich für den Frieden einsetzen, Mitarbeitende humanitärer Organisationen und Entwicklungsspezialisten, die mit Bevölkerungsgruppen arbeiten, die von einem Trauma betroffen sind. Die Reporterinnen und

Reporter, die über die Aussagen von Opfern vor der Wahrheits- und Versöhnungskommission in Südafrika berichteten, wurden in Gesprächen zwar darüber aufgeklärt, wie eine persönliche Traumatisierung zu erkennen und zu vermeiden ist. Trotzdem berichteten viele von posttraumatischen Stressreaktionen nach den Aussagen von Opfern der Apartheid. Die Auswirkungen von sekundärem Trauma (Albträume, Flashbacks, Kopfschmerzen, Schlaflosigkeit) sind denen vergleichbar, unter denen die Opfer und Überlebenden selbst zu leiden haben. Organisationen, die mit traumatisierten Gruppen arbeiten, müssen sehr aufmerksam ihre Mitarbeitenden im Blick behalten, um zu erkennen, wann geteilte oder sekundäre Traumata gefährlich werden.

Ein Wort zu Terrorismus

Terrorismus ist ein großes Problem in unserer Welt, das sich in mehrere der oben aufgeführten Kategorien einordnen lässt. Der Begriff Terrorismus wird häufig ungerechtfertigt in den Mund genommen, darum will ich kurz erläutern, wie er in diesem Buch verwendet wird. Nach Cunningham finden sich beim Terrorismus vier Schlüsselelemente:[26]

1. Er ist ein Akt, in dem Gewalt angewandt oder angedroht wird.
2. Er ist in erster Linie ein politischer Akt.
3. Er verfolgt die Absicht, Angst oder Schrecken auszulösen.
4. Sein Ziel ist die Erreichung von physiologischen Reaktionen.

Objektivität hat bei Diskussionen um Terrorismus keine Chance, weil terroristische Akte eine emotional aufgeladene traumatische Reaktion bei den Opfern, ihren Gemeinschaften und bei denen auslösen, die mit ihnen sympathisieren. Terroristische Akte können radikale Gruppen und auch Staaten begehen.

Zusammenfassung

Traumatische Ereignisse und Situationen lösen das Gefühl der Machtlosigkeit aus und überfordern unsere sonst vorhandene Fähigkeit, Bedrohungssituationen effektiv zu meistern. Die folgenden Dinge können die Ursache eines Traumas sein:

> Missbrauch oder Angriff: körperlicher, emotionaler, geistlicher, sexueller (Vergewaltigung);

> Unfälle und die sich daraus ergebende Verletzung der eigenen Person oder die Verletzung oder der Tod anderer;[27]

> Verrat;

> bewusste Verletzung oder bewusst herbeigeführter Tod anderer – zum Beispiel durch kriminelle Taten (Folter, Missbrauch, Machtmissbrauch oder Terrorismus, auch wenn er staatlich gefördert oder gebilligt wird) oder im Rahmen der Pflichterfüllung (z. B. bei der Durchsetzung von Gesetzen, bei Hinrichtungen oder in der Armee);

> Verletzungen der Würde, Herabsetzung oder Demütigung, zum Beispiel Mikroaggressionen,[28] im Leben

unter Besatzung, bei Versklavung, Missbrauch oder Vernachlässigung;

- Obdachlosigkeit, auch die Erfahrung der Flucht;
- von Menschen verursachte Katastrophen wie Chemieunfälle, Dammbrüche oder das Versagen einer Regierungsbehörde, zu reagieren oder zu beschützen;
- identitätsbasierte Diskriminierung, die sich auf Faktoren stützt wie Religion, Herkunft, Geschlecht, sexuelle Orientierung, körperliche Unversehrtheit etc.;
- Massengewalt: Anschläge, Massaker, Völkermord, Krieg;
- medizinische und zahnmedizinische Eingriffe, darunter auch Operationen, lebensbedrohliche Krankheiten und schwierige Geburten;
- Naturkatastrophen wie Hurrikans, Erdbeben, Tornados, Tsunamis;
- Armut, Klassendiskriminierung;
- Pandemien und Epidemien wie AIDS, Ebola und Bioterrorismus;
- Rassismus, Diskriminierung aufgrund der Hautfarbe;
- strukturelle Gewalt, bei der soziale Strukturen, die Politik oder Institutionen die Bevölkerung des Landes ihrer Kultur, Würde, Rechte oder der Fähigkeit berauben, die eigenen Grundbedürfnisse zu erfüllen;
- plötzlicher Verlust von geliebten Menschen, von Status, Identität, Besitz, Heim, Land;

- Bedrohung der sozialen Ordnung durch plötzliche Veränderung der Regeln, Erwartungen oder Normen, Nationalismus, extreme Parteilichkeit;
- Bedrohung unseres Planeten durch die ökonomischen, politischen und Umwelteinflüsse des globalen Klimakollapses;
- illegaler Handel, Folter;
- Verletzung unserer eigenen Werte, Ethik oder unseres Verhaltenskodex, die zur Schädigung anderer führt;
- das Miterleben von Verletzung oder Tod eines anderen;
- direkte Arbeit mit Opfern und Überlebenden.

Zusammenfassend lässt sich sagen, dass es zahlreiche Ursachen für und die unterschiedlichsten Arten von Traumata gibt. Wir kommen nun zu der Frage, welche Auswirkungen traumagene Ereignisse auf uns als Einzelne und als Gesellschaft haben, und wie allgemeine, normale Reaktionen darauf aussehen.

Anmerkungen

1 Carolyn Yoder, Skype-Interview mit Lam Cosmos, Juli 2004.

2 Goodell, Jeff, „How Climate Change and Wall Street Almost Killed Puerto Rico", Rolling Stone, 12. September 2018. https://www.rollingstone.com/politics/politics-features/puerto-rico-hurricane-maria-damage-722570 (aufgerufen am 2.9.2022).

3 Beer, Todd, „Police Killing of Blacks: Data for 2015, 2016, 2017 and first half of 2018". The Society Pages, Sociology Toolbox, 1. März 2018. Aktualisiert am 24. August 2018. https://thesocietypages.org/toolbox/police-killing-of-blacks (aufgerufen am 2.9.2022).

4 Arnold, Katie, „Why I Fled: Twelve stories of lost homes, lost lives, and a perilous search for safety", cnn.com, August 2017. https://www.cnn.com/interactive/2017/09/world/myanmar-rohingya-refugee-stories (aufgerufen am 2.9.2022).

5 Nachrichtenteam des kanadischen Fernsehens, „Residential School Survivors Share Their Stories", 2. Juni 2015. https://www.ctvnews.ca/canada/residential-school-survivors-share-their-stories-1.2403561 (aufgerufen am 2.9.2022).

6 Bihamba, Justine Masika, „The ‚rape capital of the world'? We women in Congo don't see it that way", The Guardian, 9. Oktober 2017. https://www.theguardian.com/global-development/2017/oct/09/the-rape-capital-of-the-world-we-women-in-democratic-republic-congo-dont-see-it-that-way (aufgerufen am 2.9.2022).

7 Zahlreiche Studien belegen, dass Frauen häufiger unter posttraumatischen Belastungsstörungen leiden als Männer. Ich habe hier das Geschlecht jedoch nicht als Faktor mit eingeschlossen, weil ich der Meinung bin, dass Männer Symptome von Traumata anders zeigen als Frauen, und wenn eine größere Bandbreite von erklärenden Variablen (wie Wut, Missbrauch von Substanzen, Intimitätsprobleme) mit berücksichtigt würden, könnten die Zahlen ähnlich hoch sein.

8 Anderson Hooker, David, und Czajkowski, Amy, *Transforming Historical Harms*, Eastern Mennonite University, Center for Justice and Peacebuilding, https://emu.edu/cjp/docs/transforming-historical-harms.pdf (aufgerufen am 2.9.2022).

9 Summerfield, D., „Adressing Human Response to War and Atrocity", in: *Beyond Trauma: Cultural and Societal Dynamics*, Hrsg. Kebler, Rolf J., Figley, Charles R., und Gersons, Berthold R. R., New York 1995, S. 22.

10 Cabrera-Cruz, Martha, „Living and Surviving in a Multiply Wounded Country", Universität Klagenfurt, http://www.uni-

klu.ac.at/~hstockha/neu/html/cabreracruz.htm (aufgerufen am 2.9.2022).

11 Vivian, Pat, und Hormann, Shana, *Organizational Trauma and Healing* (CreateSpace 2013). http://organizationaltraumaandhealing.com (aufgerufen am 2.9.2022).

12 „Shared Trauma: Helping Clients Cope with National Events That Affect the Therapist", American Psychological Association, https://www.apaservices.org/practice/ce/self-care/shared.html (aufgerufen am 2.9.2022).

13 Marshall, George, *Don't Even Think of It: Why Our Brains Are Wired to Ignore Climate Change*, Berryville 2014, S. 46–47.

14 Castelloe, Molly, PhD, „Coming to Terms With Ecoanxiety: Growing an awareness of climate change", 9. Januar 2018, https://www.psychologytoday.com/us/blog/the-me-in-we/201801/coming-terms-ecoanxiety (aufgerufen am 2.9.2022).

15 Yellow Horse Brave Heart, Maria, „The Historical Trauma Response Among Natives and Its Relationship with Substance Abuse: A Lakota Illustration", Journal of Psychoactive Drugs 35, Nr. 1 (2003): 7–13, doi: [10.1080/02791072.2003.10399988]. https://www.tandfonline.com/doi/abs/10.1080/02791072.2003.10399988 (aufgerufen am 2.9.2022).

16 Mohatt, Nathanael Vincent u. a., „Historical trauma as public narrative: A conceptual review of how history impacts present-day health", National Institutes of Health, 21. Januar 2014.

17 *Dawnland*, ein mit einem Emmy ausgezeichneter Dokumentarfilm über das historische und gegenwärtige Leid gestohlener Kinder der indigenen Völker der Wabanaki in den Vereinigten Staaten, ist ein Beispiel für die Aufdeckung „einer Verschwörung des Schweigens". *Dawnland*, Regie: Adam Mazo und Ben Pender-Cudlip, Boston 2009. DVD, Blu-Ray und Streaming. https://upstanderproject.org/dawnland (aufgerufen am 2.9.2022).

18 Yehuda, Rachel, und Bierer, Linda M., „The Relevance of Epigenetics to PTSD: Implications for the DSM-V", Journal of Trauma Stress 22, Nr. 5, 22. Oktober 2009, S. 427–434, doi: [10.1002/jts.20448],

https://www.ncbi.nlm.nih.gov/pmc/articles/PMC2891396/ (aufgerufen am 2.9.2022).

19 deBarros, Philip, „The Ghost in Your Genes & The Science of Epigenetics“, *Exploring Darwin 2016* (BBC Productions 2016). https://vimeo.com/194100218 (aufgerufen am 2.9.2022).

20 Youssef, Nagy A., u. a., „The Effects of Trauma, with or without PTSD, on the Transgenerational DNA Methylation Alterations in Human Offsprings“, *Brain Sci* 8, Nr. 5, 8. Mai 2018: 83 doi: [10.3390/brainsci8050083], https://www.ncbi.nlm.nih.gov/pmc/articles/PMC5977074 (aufgerufen am 2.9.2022).

21 Eine Ausgabe dieses Artikels erschien am 11. Dezember 2018 auf Seite D1 der *New York Times* unter der Überschrift: „Can We Inherit Trauma?“, https://www.nytimes.com/2018/12/10/health/mind-epigenetics-genes.html?nytapp=true&smid=nytcore-ios-share&fbclid=IwAR1ShmcxOfi-NiwS6qB8Gw6KoE2WcmDJ-Xf-7V39ol5zMzckmdAkn_DUohv8 (aufgerufen am 2.9.2022).

22 Bei STAR verwenden wir die Formulierungen „durch Teilnahme verursachter traumatischer Stress“ und „durch Täterschaft verursachter traumatischer Stress“ situationsabhängig. Bei MacNair findet sich „Täterschaft“. MacNair, Rachel M., *Perpetration-Induced Traumatic Stress: The Psychological Consequence of Killing*, Westport 2002.

23 „What is Moral Injury?“ The Moral Injury Project, Syracuse University. https://moralinjuryproject.syr.edu/about-moral-injury/ (aufgerufen am 2.9.2022).

24 Shay, J., Moral injury. Psychoanalytic Psychology 2014, 31(2), S. 182–191.

25 Brenner, Grant H., Considering Collective Moral Injury following the 2016 Election, Contemporary Psychoanalysis, doi: 10.1080/00107530.2017.1384683, https://www.psychologytoday.com/sites/default/files/considering_collective_moral_injury_following_the_2016_election.pdf (aufgerufen am 2.9.2022).

26 Cunningham, William G., „Terrorism Definitions and Typologies“, in: *Terrorism: Concepts, Causes and Conflict Resolution*, George

Mason University, S. 9. http://edocs.nps.edu/dodpubs/org/DTRA/Jan03_terrorism_concepts.pdf (aufgerufen am 2.9.2022).

27 Unbeabsichtigt einem anderen Leid zuzufügen oder seinen Tod zu verursachen, kann zutiefst traumatisch sein. Siehe Peters, David, „What Happens to Your Life after You Accidently Kill Someone?“, *The Guardian*, 29. November 2018. https://www.theguardian.com/global/2018/nov/29/what-happens-to-your-life-after-you-accidentally-kill-someone (aufgerufen am 2.9.2022).

28 Mikroaggressionen sind verbale, nichtverbale und umgebungsbedingte Beleidigungen, Tadel und Beschimpfungen in der täglichen Kommunikation, ob nun beabsichtigt oder unbeabsichtigt, die feindselige, abwertende oder negative Botschaften an Zielpersonen übermitteln, nur weil sie einer Randgruppe angehören. Wing Sue, Derald, „Microaggressions: More Than Just Race“, *Psychology Today*, 17. November 2010. https://www.psychologytoday.com/us/blog/microaggressions-in-everyday-life/201011/microaggressions-more-just-race (aufgerufen am 2.9.2022).

KAPITEL 3

DAS TRAUMATISCHE ERLEBNIS

Das STAR-Modell, Teil I

Lam Cosmas aus Uganda erinnert sich sehr genau an das Datum: Es war der 3. Oktober.

> *Ich lebte in Gulu. An jenem Morgen stieg ich in einen Bus, der mich in die Hauptstadt Kampala bringen sollte, und wählte einen Platz ungefähr in der Mitte des Busses. Etwa 16 Kilometer von der Stadt entfernt wuchs in mir eine gewisse Unruhe, weil die Rebellen vor nicht allzu langer Zeit genau an dieser Stelle einen Lastwagen überfallen hatten. Und tatsächlich entdeckte ich Personen in Militäruniform, die mit angelegtem Gewehr am Straßenrand hockten. Außer mir vor Angst, schrie ich dem Fahrer zu: „Nicht anhalten, nicht anhalten!" Dann flogen auch schon die Kugeln, und ich hörte die Schreie der anderen Insassen des Busses. Doch ich schrie immer weiter: „Nicht anhalten! Nicht anhalten!"*

Der Fahrer trat das Gaspedal durch und raste über die Straße. Das Bild verfolgt mich noch immer: Überall Blut, das Geschrei der Menschen, das Gesicht eines Mannes, den eine Kugel ins Kinn getroffen hatte, der Anblick eines Mannes, dessen Beine verletzt waren. Meine Angst war so groß, dass ich nicht wusste, ob ich selbst verletzt war oder nicht. Und erst die Kinder! Einige von ihnen kauerten unter den Sitzen. Seltsamerweise gaben sie keinen Laut von sich.

Erst als wir die nächste Stadt, etwa 50 Kilometer entfernt, erreichten, hielt der Fahrer an. Ich tastete meinen Körper ab – keine Verletzungen. Die Verletzten wurden ins Krankenhaus gebracht. Alle überlebten, aber dem Mann mit den Beinwunden mussten beide Beine amputiert werden. Wir untersuchten den Bus und fanden Einschusslöcher unmittelbar oberhalb der Reifen. Gott sei Dank wurden die Reifen nicht getroffen. Dann fiel uns auf, dass die Hose des Fahrers blutgetränkt war: Er hatte eine Kugel abbekommen, aber keinerlei Schmerz gefühlt!

Lams entsetzliches Erlebnis während einer 18 Jahre andauernden Zeit der Unruhen in seinem Land macht deutlich, welche Auswirkungen Traumata haben, selbst wenn die Menschen dabei nicht verletzt werden. Anhand der Geschichten von Lam und Anna, deren Bruder bei den Anschlägen vom 11. September 2001 in New York ums Leben kam, sehen wir uns die Wechselwirkungen zwischen Trauma, Gewalt und Sicherheit an. Dazu nutzen wir das dreiteilige STAR-Modell „Kreisläufe der Gewalt durchbrechen – Resilienz entwickeln“.[1] In diesem Kapitel sehen wir uns Teil I dieses Modells an, „Trauma-Erfahrung“ (Abb. 2, Seite 49) wo allgemeine, normale Reaktionen

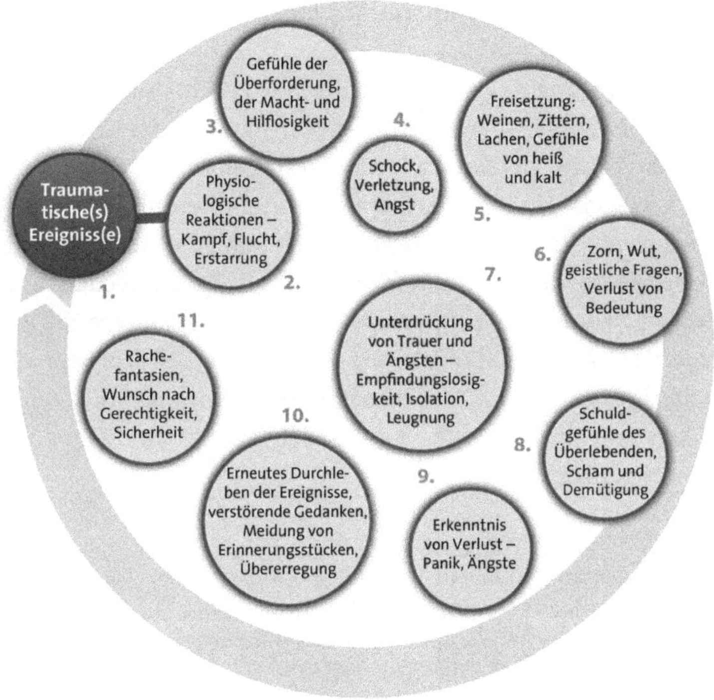

Abb. 2: *Trauma-Erfahrung*

[Diese Abbildung finden Sie vergrößert zum Gratis-Download unter trauma.neufeld-verlag.de.]

auf traumatische Ereignisse dargestellt sind. Die in Klammern gesetzten Ziffern in diesem Kapitel beziehen sich auf die Ziffern in Abbildung 2 auf dieser Seite. Bitte beachten Sie, dass die Reaktionen im Kreislauf zwar als Zahlenfolge nummeriert sind, doch im Leben geschehen sie manchmal nicht nacheinander oder in geordneter, linearer Ordnung (mit Ausnahme von physiologischen Veränderungen [Nr. 1, Nr. 2]).

Ein Trauma hat körperliche Auswirkungen auf uns

Um ein Trauma zu verstehen, müssen wir nicht mit der Psyche beginnen, sondern mit dem Körper, insbesondere mit dem Nervensystem, zu dem auch das Gehirn zählt.

Vielleicht sind Sie versucht, diesen Teil zu überspringen. Aber wenn Sie sich effektiv mit Traumata auseinandersetzen wollen, wenn Sie Kreisläufe der Gewalt durchbrechen und Resilienz und Wohlergehen fördern wollen, brauchen Sie ein grundlegendes Verständnis der Reaktionen des Körpers auf Sicherheit und Angst. Diese Reaktionen bestimmen die Dynamiken und das Verhalten von Einzelpersonen und Gruppen auf der ganzen Welt.

> Mit unserem ersten Atemzug machen wir uns auf eine biologisch getriebene Suche nach Sicherheit in unserem Körper, unserer Umgebung und in unseren Beziehungen zu anderen.
>
> *Deb Dana*

Eine grundlegende Tatsache ist, dass wir alle – ungeachtet unserer ethnischen Herkunft, unseres Geschlechts, unserer Nationalität, Klasse oder jedes anderen möglicherweise trennenden Faktors – mit dem biologisch verankerten Bedürfnis auf die Welt kommen, miteinander in Verbindung zu treten. Und wir alle werden mit dem Bedürfnis nach Sicherheit geboren.

Die Polyvagal-Theorie des Neurowissenschaftlers Stephen Porges beschreibt drei automatische Reaktionen des Nervensystems auf Sicherheit oder Bedrohung/Angst, die in uns allen wirken: 1. Das *Social-Engagement*-System (System für soziale

Verbundenheit; Gesicht – Herz), 2. Mobilisierung (Kampf/Flucht), 3. Regungslosigkeit (Erstarrung/Zusammenbruch).[2, 3] Stellen Sie sich diese drei Reaktionen als drei Ebenen einer Leiter vor, auf der wir – ohne bewusst darüber nachzudenken – den ganzen Tag hinauf- und hinuntersteigen, je nach biologischer Reaktion, wie sicher oder wie bedroht wir uns fühlen: in unserem Körper, unserer Umgebung und unseren Beziehungen.[4] Je näher wir der Spitze kommen, desto größer ist unser Gefühl der Sicherheit und das Maß an integrierter Gehirnfunktion, die es uns ermöglicht, auf unterschiedliche Weise auf das zu reagieren, was geschieht. Je mehr wir Bedrohung/Angst empfinden, desto tiefer steigen wir auf der Leiter hinunter und desto mehr wird unser Verhalten vom Instinkt bestimmt, wenn die Funktionen der oberen Bereiche unseres Gehirns zunehmend „offline“ gehen.

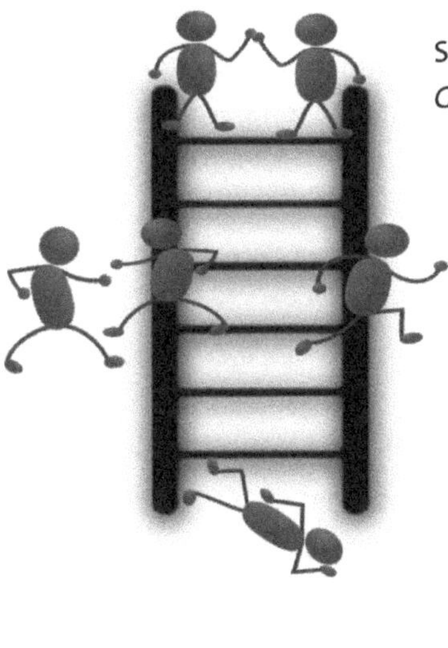

***Abb. 3:** Reaktionen des Nervensystems auf Sicherheit und Bedrohung*

Die wichtigste Kommunikations-„Schnellstraße“ dafür, wie sicher oder wie bedroht wir uns fühlen, ist der Vagusnerv, der längste Nerv in unserem Körper, der vom Gehirnstamm bis zum Bauchraum reicht und wichtige Organe miteinander verbindet.

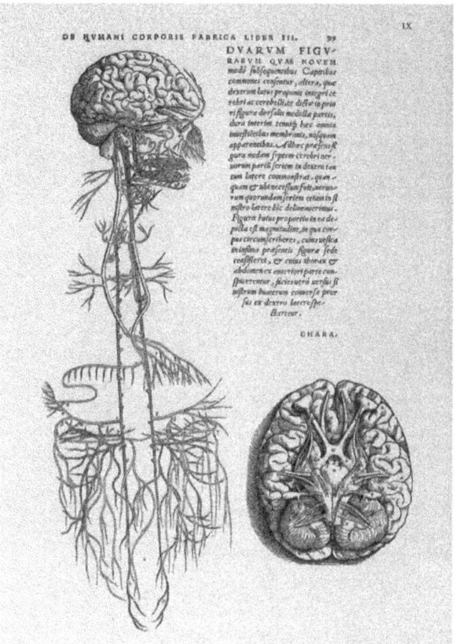

Abb. 4: *Gehirn und Vagusnerven (Lithografie von 1543)*

Wir wollen uns nun jede dieser drei Reaktionen des Nervensystems und ihren Zusammenhang zu Lams und Annas Geschichte etwas genauer ansehen.

1. Das **Social-Engagement-** *System (Gesicht – Herz): Die oberste Sprosse der Leiter*

Im Zustand der relativen Sicherheit und handhabbaren Alltagsherausforderungen lassen wir uns in der Welt und unseren Beziehungen von dem bestimmen, was Porges unser *Social-Engagement*-System nennt.[5] Durch die Verbindung von „Gesicht und Herz“ werden durch unseren Tonfall, unseren Gesichtsausdruck, unsere Haltung und die Qualität unseres Zuhörens Hinweise auf Sicherheit oder Bedrohung gesendet und empfangen.

Der Neurobiologe Daniel Siegel zeichnet ein wundervolles Wortbild davon, wer wir sind, wenn wir uns in unserer Umgebung sicher fühlen, in unseren Körpern und miteinander. Wir sind:

> in der Lage, unseren Körper koordiniert und ausgeglichen zu halten;
> auf die Gefühle anderer eingestimmt;
> emotional ausgeglichen;
> in der Lage, innezuhalten und verschiedene Möglichkeiten gegeneinander abzuwägen, bevor wir reagieren;
> in der Lage, Angst zu regulieren;
> verständnisvoll und unseres Selbst bewusst;
> in der Lage, Empathie zu empfinden;
> zu moralischem Handeln fähig und in der Lage, uns für das allgemeine Wohl einzusetzen;
> in Kontakt mit unserer Intuition und in der Lage, unabhängig vom Verstand weise zu handeln.[6]

Stellen Sie sich eine Ehe, eine Organisation, eine Gesellschaft vor, in der jeder durchgängig so funktionieren würde! Das war vermutlich Lams Zustand, als er vor Beginn der Busfahrt mit den anderen Passagieren ungezwungen plauderte, und möglicherweise hat sich Anna so gefühlt, als sie an jenem schicksalhaften Septembermorgen in Sicherheit und in ihre Arbeit vertieft in ihrem Büro saß.

Wenn wir mit modernen bildgebenden Verfahren in Lams und Annas Gehirn hineinschauen könnten, würden wir drei große, voneinander abhängige Teile des Gehirns sehen, die harmonisch zusammenarbeiten: Die Großhirnrinde (rational, denkendes Gehirn mit einem Gefühl für Vergangenheit,

Gegenwart und Zukunft), das limbische System (Zentrum der Gefühle und Erinnerung und des „Erstalarms“, die Amygdala) und der Gehirnstamm (instinktives Gehirn, das automatische Funktionen wie Atmen und Herzschlag steuert, ohne Gefühl für Zeit – alles geschieht im „Jetzt“). Das limbische System und der Gehirnstamm werden manchmal zusammengefasst und unteres Gehirn genannt.

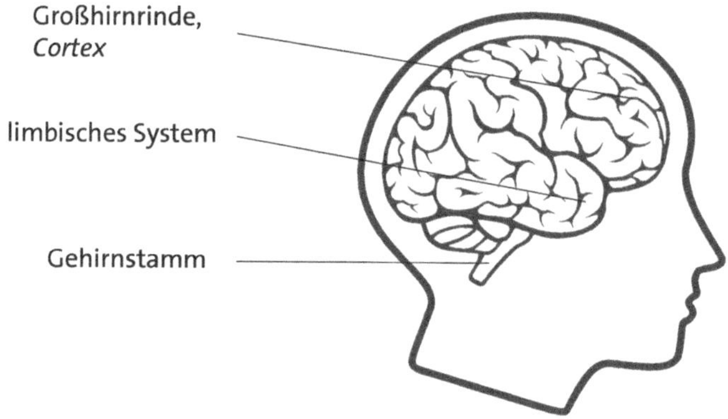

Abb. 5: *Ein Blick auf unser Gehirn*

Eine kleine Gruppe von Regionen im Großhirn, die Siegel den „mittleren präfrontalen Cortex“ nennt, berührt und verbindet die drei Hauptteile des Gehirns.[7] Zur Vereinfachung nenne ich diese Regionen auf den nachfolgenden Seiten „verbindendes Gehirn“. Unser unglaubliches verbindendes Gehirn verbindet nicht nur die drei Teile des Gehirns. Über den Vagusnerv empfängt es gleichzeitig Informationen über Sicherheit oder Bedrohungen im Umfeld der Organe und des Bauchraums. Es erkennt sogar die Signale des Gehirns anderer Menschen in unserer sozialen Welt! Kein Wunder, dass wir, wenn wir uns sicher fühlen und alle drei Teile des Gehirns zusammenarbeiten, positiv mit anderen interagieren können; mutig, ruhig und überaus kreativ sind.

Warum sollten wir mit einem solchen unglaublichen Netzwerk in uns diesen virtuellen Beziehungsgarten Eden verlassen? Wegen des Verlusts von Sicherheit. Und der daraus resultierenden Angst.

2. Mobilisierung (Kampf/Flucht): Der mittlere Teil der Leiter

Unser Gehirn/Nervensystem hält permanent Ausschau nach Gefahr in und außerhalb unseres Körpers und in unseren sozialen Interaktionen mit anderen. Porges prägte das Wort *Neurozeption* für dieses Überwachungssystem, das tief unter unserer Bewusstseinsebene und ohne den rationalen, denkenden Teil unseres Gehirns agiert.[8] Es unterscheidet sich von der bewussten Wahrnehmung unserer Sinne.

Wenn ein Erdbeben den Boden unter unseren Füßen erbeben lässt oder unsere Gruppe durch eine weitere Verletzung der Würde gedemütigt wird, macht uns die Neurozeption auf die Bedrohung aufmerksam, und eine blitzschnelle Einschätzung geschieht unterhalb unserer bewussten Wahrnehmung: Können wir mit den Fertigkeiten unserer sozialen Verbundenheit – unserer ersten Reaktionslinie – die Bedrohung meistern? Wenn ja, dann ist die Information in unserem rationalen Gehirn verwurzelt, und das Zusammenspiel des verbindenden Gehirns tritt in Aktion und passt die Angst an, während wir unser System für soziale Verbundenheit aktivieren – lächeln, aufmerksames Zuhören, kreative Problemlösung –, um die Situation zu meistern.

Aber wenn unsere Neurozeption sagt, dass wir *nicht* sicher sind, wie zum Beispiel bei Lam, als er die auf den Bus gerichteten Gewehre entdeckte, purzeln wir die Leiter hinunter und unsere zweite Verteidigungsstrategie – Mobilisierung (Kampf/Flucht) – setzt ein, noch *bevor das denkende Großhirn sich der Gefahr überhaupt aktiv bewusst ist.* Eine Fülle von Stresshormonen wird unverzüglich freigesetzt und führt zu einem mit einem Tornado vergleichbaren Energieschub im Körper. Herzfrequenz, Atmung und Stoffwechsel schießen in die Höhe. Blut fließt in die Muskeln, um zusätzliche Energie zu erzeugen. Alle Körperfunktionen, die für das Überleben nicht notwendig sind, zum Beispiel die Verdauung, werden heruntergefahren. Alle Fähigkeiten, die wir brauchen, um am Leben zu bleiben, zum Beispiel die Sehkraft, werden unverzüglich verstärkt (Nr. 1, Nr. 2). All dies sind Prozesse des Gehirnstamms, über die wir keine bewusste Kontrolle haben.

Unser unteres Gehirn mit seinen blitzschnellen automatischen Reaktionen kann uns buchstäblich das Leben retten, denn darauf zu warten, dass das langsamer denkende, analysierende rationale Gehirn überlegt, was zu tun ist, könnte lebensbedrohlich für uns sein. Aber die Kampf/Flucht-Mobilisierung stört ebenfalls die harmonische Funktion des verbindenden Gehirns, während unser *Social-Engagement*-System in unterschiedlichem Maß abgeschaltet wird, so wie ein Sturm die Stromleitungen in Teilen einer Stadt lahmlegt. Die schwere Beeinträchtigung und die Dauer der Störung hängen ab von der Intensität des traumagenen Ereignisses, der Qualität der zur Verfügung stehenden sozialen Unterstützung, der Bedeutung, die dem, was passiert ist, zugeordnet wird, und anderen Faktoren.

Der Energiefluss als Reaktion auf die Bedrohung gibt uns den Antrieb, davonzurennen oder zu kämpfen. Wenn es möglich ist, als Reaktion auf die Bedrohung körperlich zu kämpfen oder davonzurennen, wird die Energie freigesetzt und der Körper kann sich anschließend wieder beruhigen und so einen natürlichen physiologischen Kreislauf vollenden. Wir empfinden ein Gefühl der Erleichterung, Belustigung und sogar des Triumphes. Unser *Social-Engagement*-System kann wieder online gehen.

Wenn das Gehirn/Nervensystem jedoch spürt, dass Mobilisierung (Kampf/Flucht) nicht ausreicht, um Sicherheit zu gewährleisten, oder wenn fliehen oder kämpfen unmöglich ist – wie zum Beispiel bei Lam, der im Bus gefangen war –, tritt automatisch die dritte Verteidigungsstrategie in Aktion: Regungslosigkeit.

3. *Regungslosigkeit (erstarren/unterwerfen/ zusammenbrechen): Die unterste Sprosse der Leiter*

Regungslosigkeit geschieht wie die Mobilisierung (Kampf/ Flucht) spontan und ist keine bewusste Entscheidung. Das Nervensystem/untere Gehirn will uns helfen, zu überleben. Wir erstarren buchstäblich wie das „Reh im Scheinwerferlicht", und der Körper fährt physiologisch herunter (Nr. 2). Wir sind unfähig zu denken, uns zu bewegen oder zu reden. Das nennt man Erstarrung. In Situationen, in denen wir uns vollkommen hilflos fühlen, wie zum Beispiel bei einem brutalen sexuellen Angriff, kann der Körper in einen Zustand des Zusammenbruchs abgleiten. Wir können ohnmächtig werden oder sind körperlich so gelähmt, dass wir leblos erscheinen. Wir erleben eine Abspaltung; einen Prozess der mentalen Distanzierung von dem, was geschieht, die uns in dem Augenblick vor Überforderung durch die emotionalen Auswirkungen oder den körperlichen Schmerz schützt. Manche Menschen können ein Gefühl der losgelösten Ruhe erleben. Die Zeit verschwimmt: Die Ereignisse laufen in Zeitlupe oder im Schnelldurchlauf ab. Erinnerungen werden nicht auf übliche Weise verarbeitet oder gespeichert. Sie werden zerstückelt und erzeugen später auf der einen Seite grafische Bilder und auf der anderen Seite paradoxerweise die Unfähigkeit, sich zu erinnern. Die Teile des Gehirns, die die Sprache kontrollieren, können abschalten. So kommen Redewendungen zustande wie zum Beispiel „stumm vor Angst" (Nr. 2–4).

Obwohl der Körper ruhig gestellt ist, fließen trotzdem Stresschemikalien und Stresshormone hindurch. Zu erstarren oder zusammenzubrechen, während der Energieschub von Kampf-oder-Flucht das Nervensystem immer noch in einen Zustand der Übererregung versetzt hat, ist, als würde man in einem Auto gleichzeitig auf Gaspedal und Bremse treten.

Mobilisierung/Regungslosigkeit funktionieren am besten in Situationen unmittelbarer Gefahr, in denen eine Bedrohung präsent ist, überstanden wird und das Nervensystem sich anschließend erholen und wieder sicher fühlen kann. Situationen *andauernder* Gewalt und Bedrohung bringen uns aus dem Gleichgewicht und haben zur Folge, dass wir ständig die Leiter hochsteigen und wieder hinunterfallen. Im 21. Jahrhundert erleben wir Bedrohungen von Mobilisierung/Regungslosigkeit auch, wenn man mit einem Vorgesetzten zusammensitzt, der verbalen Missbrauch begeht; in einem voll besetzten Flugzeug, wenn eine Turbulenz bei uns eine Panik auslöst; wenn wir uns hilflos fühlen, weil die Regierung durch ihr Handeln dem Land Schaden zufügt; oder wenn wir Angriffen in den sozialen Netzwerken ausgesetzt sind. Es kann auch sein, dass wir durch andauernde Mikroaggressionen das Gefühl haben, handlungsunfähig gemacht worden zu sein, wenn wir zwischen zwei gegnerischen Gruppen stehen oder wenn gute Arbeitsplätze aus unserer Region verlagert werden und dadurch unser wirtschaftliches Wohlergehen in Gefahr gerät.

Solche Situationen werden von unserem Neurozeptions-Überwachungssystem – das immer auf der Hut ist – als Bedrohung wahrgenommen, auch wenn wir nicht davonlaufen oder einen Gegner, der neben uns steht und uns die Waffe an den Kopf hält, bekämpfen können. Doch der Körper setzt auch weiter Stresschemikalien und Stresshormone frei, die Energie aufbauen. Diese Energie kann jedoch nicht freigesetzt werden. Landläufig wird angenommen, dass es diese aufgestaute Energie ist, die viele physiologische Trauma-Reaktionen erzeugt, wie zum Beispiel Flashbacks – und *nicht* das eigentliche Ereignis selbst (Nr. 10).[9] Sie liefert auch die Triebkraft für Kreisläufe der Gewalt, gegen uns selbst und gegen andere. Das wird Thema des nächsten Kapitels sein.

Lam berichtet weiter:

> *Wir, die wir nicht verletzt worden waren, setzten unsere dreistündige Fahrt nach Kampala fort. An die Fahrt selbst erinnere ich mich kaum noch, nur daran, dass kurz vor unserem Ziel einer der Reifen platzte, mit einem lauten Knall, der sich anhörte wie ein Schuss. Alle schrien auf und gingen auf den Sitzen in Deckung. Es war schrecklich. Als ich später meiner Familie erzählte, was geschehen war, zitterte ich und schwitzte. Fast drei Monate lang quälten mich Träume über das Geschehene, und ich dachte viel darüber nach, auch wenn ich mich bemühte, es nicht zu tun. Selbst jetzt noch, Jahre danach, empfinde ich immer noch Angst, wenn ich an der Stelle vorbeikomme, wo es passiert ist.*

Gehirnforscher sagen, dass „Neuronen, die zusammen agieren, miteinander verdrahtet sind".[10] Neuronen sind spezialisierte Zellen des Nervensystems, die durch einen elektrochemischen Prozess Botschaften transportieren. Je intensiver die Erfahrung ist, desto fester verdrahten sie sich miteinander. Später können Geräusche, ein Anblick, Gerüche oder Situationen, die uns an das Ereignis erinnern, das unser Trauma ausgelöst hat, uns zeitlich zurückkatapultieren. Ganz unvermittelt überfällt uns wieder die Erinnerung an das traumagene Ereignis, sehr lebendig und ungebeten. Solche Erinnerungen sind die so genannten intrusiven Erinnerungen (Nr. 10). Wir reagieren, als würde sich das Ereignis *jetzt* zutragen, weil das denkende Gehirn mit seinem Zeitgefühl vorübergehend gestört ist. Folglich bemühen sich Überlebende, diese Trigger oder die Erinnerung an das, was geschehen ist, zu vermeiden, um keine beängstigend lebendigen intrusiven Flashbacks zu erleben. Manchmal ziehen sich die Betroffenen sogar aus dem Leben zurück, weil sie nicht in der Lage sind, im Hier und Jetzt für sich selbst oder ihre Lieben präsent zu sein (Nr. 7).

Bei den Insassen in Lams Bus verknüpfte sich das Gefühl der Angst untrennbar mit dem Knall von Gewehrschüssen, dem Geruch und dem Anblick von Blut, dem Stöhnen der Verletzten. Später löste der Knall des geplatzten Reifens diese Erinnerungen an den Überfall aus und ließ Lam von der Leiter herunter- und aus seinem *Social-Engagement*-System herausfallen.

Das Zittern und Schwitzen, das Lam erlebte, sind natürliche körperliche Trauma-Reaktionen, eine Folge des Energieschubs, der eingefroren wird und freigesetzt werden will (Nr. 5). Die Gedanken und Erinnerungen an das, was geschehen ist, erzeugen nach wie vor Energie. Wenn diese Energie freigesetzt werden kann, indem wir Zittern oder Weinen zulassen und die in Kapitel 5 beschriebenen Freisetzungstechniken anwenden, werden viele post-traumatische Reaktionen wie Albträume und Flashbacks reduziert oder aufgelöst.[11]

Das Problem ist, dass unser rational denkendes Gehirn uns dabei häufig im Weg steht. Wir haben Angst, Zittern und das Gefühl der Überforderung könnten bedeuten, dass wir „verrückt werden" oder die Fassung verlieren. Und so „reißen wir uns zusammen" und unterdrücken diese natürlichen und heilsamen Reaktionen und starke Emotionen wie Trauer und Angst (Nr. 7).

Die intensive, nicht freigesetzte Trauma-Energie, die Übererregung zur Folge hat, kann sich auch äußern als Zorn oder Wut, die sich gegen jeden richtet, der gerade in der Nähe ist und dem die Schuld zugeschoben werden kann – gegen die Rettungsmannschaft zum Beispiel, die nicht schnell genug reagiert hat; gegen den Arzt, der sich mehr Mühe hätte geben sollen; gegen den Katastrophenschutz, der mehr Hilfe zur Verfügung hätte stellen sollen; gegen den Partner, der nicht genügend Empathie gezeigt hat; gegen die ethnische Gruppe des Angreifers (Nr. 6). Ob die Wut nun gerechtfertigt ist oder nicht, ihre Intensität ist häufig unverhältnismäßig wegen der aufgestauten Trauma-Energie, die uns – wie Daniel Siegel es nennt – im „Low Modus" (unteres Gehirn) hält, im instinktiven Überlebenszustand,[12] unten auf der Leiter im Zustand des Kampf/Flucht-Modus, bei abgeschaltetem *Social-Engagement*-System. Angriff und Schuldzuweisung können uns vorübergehende Erleichterung verschaffen, aber sie helfen nicht auf Dauer, weil weitere Trauma-Energie erzeugt und eine echte Veränderung nicht erreicht wird.

Anna beschreibt einen Zwischenfall, der sich kurz nach dem Trauergottesdienst für ihren Bruder, zwei Monate nach seinem Tod im World Trade Center, ereignete.

> *Ich war innerlich aufgewühlt, darum fuhr ich zu einem Park, um einen Spaziergang zu machen. Dort ließ ein Mann seine zwei Hunde frei herumlaufen, und ich bat ihn, sie an die Leine zu nehmen. Er antwortete, ich müsste wohl selbst an die Leine genommen werden. Eine unglaubliche Wut stieg in mir hoch. Ich weiß nicht, was in mich gefahren war, aber ich stieg in meinen Wagen und ließ meinen Motor aufheulen. Ich wollte das ganze Universum durchpflügen. Und das Universum reichte nicht einmal aus: Ich wollte ins All hinausbrüllen, in die Galaxie und die Nebel und in die große Leere.*

In der Alltagssprache würden wir sagen, Anna ist „ausgerastet". Physiologisch gesehen stimmt das. Sie hat gewissermaßen ihr *Social-Engagement*-System, die verbindende Gehirnfunktion, verloren und ist schnell die Leiter in die Mobilisierung hinuntergestürzt.

Jeder von uns kennt vermutlich in seinem Leben Augenblicke wie diesen. Unsere Fähigkeit, unsere Emotionen zu regulieren, ist beeinträchtigt. Auch alle anderen Funktionen des verbindenden Gehirns: Die Fähigkeit, die nonverbalen Kommunikationshinweise anderer zu „lesen", Informationen unserer Umwelt aufzunehmen, diese Informationen zu reflektieren, bevor wir in Aktion treten, Furcht anzupassen, flexibel zu sein, Empathie für andere zu empfinden, moralisch für das größere Gute zu handeln und intuitiv „Wissen, das Weisheit befeuert" abzurufen.[13] Das rationale Denken hat die Kontrolle verloren. Wir erleben intensive Emotionen, impulsive Reaktionen und starre und periodisch wiederkehrende Reaktionen. Unsere Fähigkeit, uns selbst zu reflektieren und über den Standpunkt einer anderen Person oder Gruppe nachzudenken, ist eingeschränkt.[14]

In Annas Geschichte sehen wir, dass ihr verbindendes Gehirn wieder eingeschaltet wird, als folgendes geschieht:

> *Dann sagte eine kleine Stimme in mir: „Anna, dreh um. Fahr nach Hause." Irgendwo in meinem Inneren gab es einen Zeugen für das, was vorging. Ich zitterte heftig, aber ich drehte um und fuhr nach Hause. Ich dachte: „Ich muss meditieren."*

Anna traf die Entscheidung, auf die leise Stimme in ihrem Inneren zu hören und umzudrehen. Da Meditation zu ihren Gewohnheiten gehört, hilft es ihrem Körper, ihr *Social-Engagement*-System zu regulieren und wieder ganz online zu gehen. Klarheit, Ruhe und Verbindung zu sich selbst und anderen sind wieder möglich.

Angesichts der Intensität dieser Trauma-Reaktionen ist leicht zu verstehen, warum wir das Gefühl haben, überfordert und außer Kontrolle zu sein. Es ist nicht schwer, nachzuvollziehen, warum wir Gefühle unterdrücken, uns in emotionale Gefühllosigkeit zurückziehen oder das Geschehene und seine Auswirkungen auf uns leugnen (Nr. 3, Nr. 4, Nr. 7). Anfangs mag dies als eine gesunde Verteidigungsstrategie erscheinen, da es verhindert, dass wir das Gefühl haben, überfordert oder außer Kontrolle zu sein. Rückzug und Gefühllosigkeit sind jedoch Anzeichen für Erstarrung, die unsere Beziehungen negativ beeinflusst und uns der Fähigkeit beraubt, voll und ganz in der Gegenwart zu leben. Die Auseinandersetzung mit einem Trauma – das Thema von Kapitel 5 (siehe Kasten) – erlaubt es

> **AUSEINANDERSETZUNG MIT DEM TRAUMA BEDEUTET**
>
> 1. Die körperlichen Auswirkungen von Kampf, Flucht, Erstarrung und Zusammenbruch von Körper/Gehirn freizusetzen und den Zugang zum *Social-Engagement*-System zu erneuern;
> 2. die Auswirkungen von polarisierenden, sinnstiftenden Narrativen in Bezug auf unsere Überzeugungen und unser Verhalten anzuerkennen und offen zu sein für neue Geschichten;
> 3. gewaltfrei daran zu arbeiten, Beziehungen und Systeme zu verändern, um das grundlegende Bedürfnis des Menschen nach Sicherheit und Gerechtigkeit zu erfüllen.

uns, den Schmerz auf eine Weise zu verarbeiten, die uns und der Welt Heilung bringt.

Trauma erschüttert die Sinnhaftigkeit

Traumatische Ereignisse erschüttern die Welt, so, wie wir sie kennen. Wir fühlen uns aus dem Tritt gebracht, entmachtet und von anderen Menschen und vom Leben abgekoppelt. Unsere Reaktion darauf kann Angst, Depression, Wut und eine Fülle von Fragen sein: Warum wir? Wo war Gott? Und was ist überhaupt der Sinn des Lebens (Nr. 6)?
Anna beschreibt ihre Erfahrung:

> *Die Wut war so undefinierbar: nicht auf die Terroristen, sondern auf das ganze System. Ich war wütend darüber, was aus uns Menschen geworden war. Und meine Wut richtete sich auch gegen mich. Weil ich so reagierte, ob-*

wohl ich so viel gebetet und meditiert hatte. Auf einer irgendwie irrationalen Ebene dachte ich: „Wie kann mein bisheriges Leben irgendeinen Wert besitzen, zu irgendetwas gut sein, wenn ich so bin?" Die Emotionen gingen wie in Wellen über mich hinweg, und lange Zeit hatte ich das Gefühl, an der Schwelle eines Nervenzusammenbruchs zu stehen.

Die Tiefe der Gefühle, Gedanken und Reaktionen können uns Angst machen, uns sogar überfordern (Nr. 3). Die Verluste – von geliebten Menschen, des Zuhauses, der Arbeitsstelle, Gemeinschaft, von Status und Sicherheit – werfen die Frage auf, wer wir als Einzelne oder als Nation sind (Nr. 6). Wenn wir das Gefühl haben, die Kontrolle verloren zu haben oder „ungeistlich" zu sein, neigen wir dazu, Trauer, Schmerz und Fragen zu unterdrücken (Nr. 7). Gefühle von Scham, Selbstvorwürfe und Erniedrigung sind nicht selten. Auch Schuldgefühle, weil man selbst überlebt hat und andere gestorben sind (Nr. 8).

Auch wenn es nicht logisch ist, denken wir vielleicht, wir hätten das, was geschehen ist, verhindern oder überwinden müssen, oder dass wir uns jetzt nicht so schlecht fühlen würden, wenn wir irgendwie bessere Menschen wären. Unser Ehrgefühl, unsere Würde ist teilweise in Gefahr. Wir empfinden Scham, dass es geschehen ist, und dass es uns passiert ist (Nr. 8). Und wenn wir die normalen Trauma-Reaktionen Kampf, Flucht, Erstarrung nicht verstehen und wissen, dass sie Automatismen sind, die uns helfen zu überleben, schämen wir uns vielleicht unserer Reaktionen oder reagieren gar nicht. Wenn die Realität unserer Verluste den anfänglichen Schockzustand und die Leugnung durchbricht, haben wir möglicherweise das Gefühl, am Rande eines Zusammenbruchs zu stehen oder „verrückt" zu werden (Nr. 9).

Trauma schafft Bedürfnisse

Traumagene Situationen – ob nun einmalige Ereignisse oder chronische/systemische Umstände – hinterlassen in uns das Gefühl, dass wir zum Opfer gemacht oder ungerecht behandelt wurden (Nr. 11). Gerechtigkeit ist ein grundlegendes menschliches Bedürfnis von Einzelpersonen und Gruppen, die ein Trauma erlebt haben. Die Arbeit der restaurativen Gerechtigkeit mit Opfern von Verbrechen machte einige der „Gerechtigkeitsbedürfnisse" auf Seiten derer deutlich, denen Unrecht geschehen oder Leid zugefügt worden war.[15] Es sind die Bedürfnisse der meisten Menschen, die ein Trauma erlebt haben.

Das wichtigste und dringendste Bedürfnis ist das nach Sicherheit. Wir brauchen die Sicherheit, dass Schritte unternommen werden, um zu verhindern, dass das, was geschehen ist, noch einmal passiert. Wir brauchen Antworten, nicht nur, weil sie Sinn geben, sondern weil sie ein Gefühl von Ordnung und daher körperliche, emotionale und geistliche Sicherheit vermitteln. Wenn wir zum Beispiel den Täter oder die Täterin und seine bzw. ihre Beweggründe kennen, könnte es sein, dass uns das Leben ein wenig vorhersehbarer erscheint. Ohne angemessene Antworten flüchten wir uns häufig in vereinfachende, sinnstiftende Narrative und Erklärungen, die uns ein Gefühl von Sinn und Sicherheit vermitteln. (Mehr zu diesen Narrativen in Kapitel 4.)

> **GERECHTIGKEITSBEDÜRFNISSE NACH EINEM TRAUMA**
>
> Sicherheit
>
> Informationen/Antworten
>
> Die eigene Geschichte erzählen, die Wahrheit ans Licht bringen
>
> Empowerment (Ermächtigung)
>
> Rehabilitierung
>
> Wiedergutmachung

Wir Menschen sind Wesen, die einen Sinn erkennen müssen. Unsere Identität und Sicherheit finden wir zum großen Teil in dem Sinn, den wir der Welt zuordnen. Dieser Sinn ergibt sich häufig aus unseren Geschichten. Wenn ein Trauma unsere fundamentalen Überzeugungen erschüttert, werden unsere Geschichten und Glaubenssysteme gestört (Nr. 6). Darum suchen wir nach einer Erklärung für das, was geschehen ist. Es kann durchaus sein, dass wir unser Leben neu erzählen, die Geschichte so anpassen müssen, dass unsere Wahrnehmung von Sinn und Identität neu entstehen kann.

Einzelpersonen und Gruppen haben auch das Bedürfnis nach Rehabilitierung. Wir ziehen moralisch Bilanz: Wir wollen sicher sein, dass wir selbst keine Schuld tragen und dass einem anderen die Verantwortung anzulasten ist. Zur Rehabilitierung gehört, die mit einem erlittenen Unrecht einhergehende Scham und Demütigung loszulassen und sie idealerweise durch ein Gefühl von Würde, Ehre und Handlungsfähigkeit zu ersetzen.

Diese Bedürfnisse können in manchen Fällen zumindest teilweise durch eine Entschuldigung und Wiedergutmachung erfüllt werden. Wenn die Verluste nicht zu kompensieren sind, kann eine symbolische Wiedergutmachung dieses Bedürfnis erfüllen. Dass Gerechtigkeit zu ihrem Recht verholfen wird, ob nun direkt oder symbolisch, kann sehr wichtig sein für den Heilungsprozess von Menschen, die ein Trauma erlebt haben. Wird unser grundlegendes Bedürfnis nach Gerechtigkeit nicht erfüllt, sind Rachefantasien nicht selten die Folge (Nr. 11).

Traumagene Ereignisse wie Naturkatastrophen können – wie in Kapitel 3 beschrieben – bereits bestehende strukturelle Gewalt und Ungerechtigkeit verstärken und aufdecken. Die Gerechtigkeitsbedürfnisse entstehen aus traumagenen Ereignissen und überlagern systemische Probleme, die für diejenigen, auf die sie sich auswirken, schon lange sichtbar und unterschwellig vorhanden waren, auch wenn die, die von den existierenden Systemen profitieren, die Augen davor verschlossen haben. Obwohl die Bedürfnisse, wie oben beschrieben, durchaus gerechtfertigt sind, können wir, wenn sie mit der kaum zu bremsenden Energie des Traumas Ausdruck finden, neue Kreisläufe der Gewalt schaffen oder die bestehenden verstärken.

Andauerndes Trauma

Im Umfeld von andauerndem Trauma können Verhaltensweisen, die in den Monaten nach einem traumatischen Ereignis als ungesund gewertet würden, Zeichen für anpassungsfähige, überlebensbasierte Bewältigung sein.[16] Hypervigilanz, eine erhöhte Wachsamkeit, kann uns in einem Umfeld mit hoher Kriminalitätsrate am Leben erhalten, wenn wir zum Beispiel in einem vom Militär besetzten Land leben oder in einem Kriegsgebiet auf Patrouille sind. Emotionale Erstarrung und Leugnung helfen uns, Hoffnungslosigkeit und Angst einzudämmen. Sie ermöglichen es Erwachsenen, unter grauenvollen Bedingungen zur Arbeit zu gehen, und Kindern, dennoch die Schule zu besuchen.

Auch wenn solche Anpassungen vielleicht „normal" sind, wirken sie sich doch auf unsere Gesundheit und unser Wohlergehen aus. Stressreaktionen über einen langen Zeitraum hinweg verändern unter anderem unsere Wahrnehmung von uns selbst und denen, die uns verletzt haben. Sie beeinträchtigen unsere Fähigkeit, soziale Signale zu deuten, unsere Beziehungen zu anderen, die Stressreaktionen unseres Körpers und unser sinnstiftendes System. Judith Herman, Ärztin und Trauma-Expertin, meint, dass diejenigen, die ein Einfachtrauma erlebt haben, oft das Gefühl hätten, den Verstand zu verlieren. Doch wer mit einem Langzeittrauma lebt, hätte häufig das Gefühl, sich selbst verloren zu haben.[17] Dieser Identitätsverlust hat ernste Folgen für die Gesundheit der Menschen, die Resilienz des sozialen Gefüges einer Gesellschaft, den Erfolg von Entwicklungsprojekten und die Hoffnung künftiger Generationen.[18]

> TRAUMA KANN EINE GEMEINSCHAFT ENTWEDER STÄRKEN ODER SCHWÄCHEN.

Manchmal entsteht bei einem andauernden Trauma ein sehr ausgeprägtes Gemeinschaftsgefühl. Die Menschen rücken zusammen und helfen sich gegenseitig. In Kapitel 5 sind Beispiele aufgeführt von Menschen und Gruppen, die sich inmitten von Bedrohung gesund verhalten. Auch das Gegenteil kann geschehen, vor allem, wenn die Zustände sich nicht verändern oder sogar verschlimmern.

Traumata großer Gruppen

Traumata, von denen große Gruppen oder Gesellschaften betroffen sind, können Naturkatastrophen sein, von Menschen verursachte Unfälle und Taten, die bewusst darauf angelegt sind, Schaden anzurichten – oder auch eine Kombination solcher Krisen. Beim Hurrikan *Katrina* zum Beispiel, der im Jahr 2005 im Süden der Vereinigten Staaten wütete, wurden auch Versäumnisse beim Überspannungsschutz und die nicht zielgerichteten Reaktionen der Regierung deutlich. Betroffen von den verheerenden Auswirkungen waren in erster Linie die Wohnviertel der Afro-Amerikaner mit geringem Einkommen. Auch wurden bei den Maßnahmen der Katastrophenplanung die Bedürfnisse der ärmsten Mitglieder der Gemeinschaft nicht berücksichtigt. Schulbusse standen ungenutzt herum, während die Bewohner, die kein Auto besaßen, festsaßen und sich nicht fortbewegen konnten. Diese Vernachlässigung ist kein Zufall oder ein Sonderfall, wie durch die unzulängliche Reaktion auf die Bleiverseuchung des Trinkwassers in Flint in Michigan oder beim Hurrikan *Maria* in Puerto Rico deutlich wird. Rassismus und Ungerechtigkeit im Zusammenhang von Umweltfragen sind reale Probleme, durch die viele traumatisiert werden.

Der Psychiater Vamik Volkan beschäftigte sich über viele Jahrzehnte hinweg mit soziopolitischen Konflikten größerer Gruppen und den Auswirkungen von Traumata großer Gruppen auf gegenwärtige und künftige Gesellschaften in unterschiedlichen Teilen der Welt. Er beschreibt die allgemeinen Reaktionen auf Umweltkatastrophen: Schock, Schuldgefühle des Überlebenden und quälende Bilder von Tod und Zerstörung, die häufig Monate oder sogar Jahre andauern können. Überlebende werden von anhaltenden geteilten Ängsten gequält, weil sie das Vertrauen in „Mutter Natur" verloren haben. Nach einer Zeit des Trauerns findet Wiederherstellung statt.[19] Natürlich wird die Dauer dieses Prozesses durch das Ausmaß und die Art der Katastrophe bestimmt.

> DIE SCHWIERIGSTEN TRAUMATA SIND DIEJENIGEN, DIE BEWUSST VON ANDEREN HERBEIGEFÜHRT WURDEN.

Bei Katastrophen, die durch menschliches Versagen herbeigeführt wurden – zum Beispiel dem Atomunfall in Tschernobyl oder dem Einsturz eines mangelhaft gebauten Wohnhauses –, wird die Schuld häufig einer kleinen Gruppe von Einzelpersonen, einer Firma oder einer Regierungsbehörde zugeschoben. Obwohl auch andere zumindest eine Mitschuld tragen und Gier oder Nachlässigkeit möglicherweise im Spiel waren, hat es Auswirkungen auf uns, wenn wir der Meinung sind, dass niemand uns persönlich *bewusst* schaden wollte. Schadensregulierungen vermitteln Opfern ein Gefühl der Rehabilitierung.[20]

Nach Volkan sind die schwierigsten Traumata diejenigen, die bewusst von anderen herbeigeführt wurden.[21] Die Grausamkeit von kalkuliertem Leid hat gravierende Auswirkungen auf uns Menschen. Jennifer Freyd und ihre Kollegin kommen zu dem Schluss, dass die Wunden eines Traumas besonders tief sind, wenn es durch Menschen oder Institutionen herbeigeführt wird, die wir kennen und denen wir vertrauen.[22] Häufig führen diese Traumata zu einer vorhersehbaren Reihe von Gegenmaßnahmen der angegriffenen Person/des Opfers, die Kreisläufe der Gewalt in Gang setzen können. Wir reagieren mit Angst, Wut, Hilflosigkeit, Demütigung, verstärkter Gruppenidentität und dem Wunsch nach Rehabilitierung. Wenn unser grundlegendes menschliches Bedürfnis nach Gerechtigkeit nicht erfüllt wird, streben wir möglicherweise nach Rache.

Bewusst herbeigeführtes Leid wird häufig zu „gewählten Traumata“, nicht in dem Sinn, dass Menschen wollen, dass schlimme Dinge geschehen, sondern dass ein geteiltes traumatisches Ereignis „bewusst“ über die Generationen hinweg lebendig gehalten und integraler Teil der Identität eines Einzelnen oder einer Gruppe und ihres Narrativs wird. Gewählte Traumata zeichnen sich durch das obsessive Gefühl aus, durch „den anderen“ Unrecht erlitten zu haben und Ansprüche stellen zu können.[23]

Einzelpersonen und Gruppen in diesem Zustand sind von der Leiter ihres *Social-Engagement*-Systems heruntergefallen, agieren im Mobilisierungsmodus Kampf/Flucht aus den unteren Bereichen des Gehirns heraus oder sind in der Machtlosigkeit der Regungslosigkeit stecken geblieben. Diese Nachwirkungen von Traumata führen uns zum nächsten Kapitel: Kreisläufe der Gewalt durch nicht behandelte Traumata.

> Die Vergangenheit ist niemals tot.
> Eigentlich ist sie nicht einmal vergangen.
>
> Der Schriftsteller William Faulkner
> in *Requiem für eine Nonne*

Anmerkungen

1 Das dreiteilige STAR-Modell zum Herunterladen finden Sie unter https://emu.edu/cjp/star/toolkit oder auf der Seite https://peaceaftertrauma.com/ (aufgerufen am 2.9.2022).

2 Porges, Stephen W., *The Pocket Guide to the Polyvagal Theory: The Transformative Power of Feeling Safe*, New York 2017, S. 26–37 (dt. *Die Polyvagal-Theorie und die Suche nach Sicherheit – Traumabehandlung, soziales Engagement und Bindung*, Lichtenau 2017).

3 Dana, Deb, *The Polyvagal Theory in Therapy: Engaging the Rhythm of Regulation*, New York 2018, S. 7–14 (dt. *Die Polyvagal-Theorie in der Therapie – Den Rhythmus der Regulation nutzen*, Lichtenau 2018).

4 Dana, Deb, *Beginners Guide to Polyvagal Theory, Rhythm of Regulation*, https://www.rhythmofregulation.com/_files/ugd/8e115b_f304b2d8bd4144bda80e837fec08e2f4.pdf (aufgerufen am 2.9.2022).

5 Porges, *The Pocket Guide to the Polyvagal Theory*, S. 26–27.

6 Siegel, Daniel J., *Pocket Guide to Interpersonal Neurobiology: An Integrative Handbook of the Mind*, New York 2012, S. 27–2 bis 27–3 (dt. *Handbuch der Interpersonellen Neurobiologie – Ein umfassender Leitfaden zum Verständnis der Funktion von Gehirn und Geist*, Freiburg 2015).

7 Siegel, *Pocket Guide to Interpersonal Neurobiology*, S. 27–1 bis 27–3.

8 Porges, *The Pocket Guide to the Polyvagal Theory*, S. 19.

9 Levine, Peter A., *Waking the Tiger: Healing Trauma*, Berkeley 1997, S. 19–39 (dt. *Trauma-Heilung – Das Erwachen des Tigers. Unsere Fähigkeit, traumatische Erfahrungen zu transformieren*, Essen 1998).

10 Dieser Ausdruck wurde zuerst 1949 von Donald Hebb verwendet, einem kanadischen Neuropsychologen, der im Bereich des assoziativen Lernens gearbeitet hat. Er stellte die Hypothese auf, dass die Synapsen zwischen den Neuronen gestärkt werden, wenn zwei Neuronen gleichzeitig aktiv sind. Anfang der 1970iger Jahre wurde der erste Mechanismus entdeckt, der Hebbs Hypothese stützte. Auch Ausnahmen wurden entdeckt. Siehe: „Neurons that fire together, don't always wire together: Neuroscientists uncover a new rule of con-

nectivity of neurons in the neocortex“, Science News, 8. November 2018, https://www.sciencedaily.com/releases/2018/11/181108130537.htm (aufgerufen am 2.9.2022), wo die Ergebnisse von Mean-Hwan Kim u. a. zusammenfasst werden: „Segregated Subnetworks of Intracortical Projection Neurons in Primary Visual Cortex“, Neuron, 2018, doi: 10.1016/j.neuron.2018.10.023.

11 Levine, *Waking the Tiger*, S. 19–39.

12 Siegel, Daniel J., und Hartzell, Mary, *Parenting from the Inside Out: How a Deeper Self-Understanding Can Help You Raise Children Who Thrive*, New York City 2003, S. 174 (dt. *Gemeinsam leben, gemeinsam wachsen – Wie wir uns selbst besser verstehen und unsere Kinder einfühlsam ins Leben begleiten können*, Freiamt 2004).

13 Ebenda.

14 Ebenda.

15 Zehr, Howard, *Transcending: Reflections of Crime Victims*, Intercourse 2001, S. 86–197.

16 Kleber, Rolf J., „Epilogue“ in: *Beyond Trauma: Cultural and Societal Dynamics*, Hrsg. Kleber, Rolf J., Figley, Charles R., und Gersons, Berthold P. R., New York 1995, S. 302.

17 Lewis Herman, Judith, *Trauma and Recovery*, New York 1992, S. 158 (dt. *Die Narben der Gewalt – Traumatische Erfahrungen verstehen und überwinden*, Paderborn 2018).

18 Cabrera-Cruz, http://www.uni-klu.ac.at/~hstockha/neu/html/cabreracruz.htm (aufgerufen am 2.9.2022).

19 Barsalou, Judy, „Training to Help Traumatized Populations“, United States Institute of Peace, Special Report 79, 17. Dezember 2001. https://www.usip.org/publications/2001/12/training-help-traumatized-populations (aufgerufen am 2.9.2022).

20 Ebenda.

21 Ebenda.

22 Freyd, Jennifer, und Birell, Pamela, *Blind to Betrayal: When we fool ourselves we aren't being fooled*, Hoboken 2013.

23 Volkan, Vamik D., *Blindes Vertrauen – Großgruppen und ihre Führer in Zeiten der Krise und des Terrors*, Gießen 2005.

KAPITEL 4

KREISLÄUFE DER GEWALT DURCH NICHT BEHANDELTE TRAUMATA

Das STAR-Modell, Teil II

„Schmerz, der nicht verwandelt wird, wird weitergegeben.“[1]
Richard Rohr, OFM

Wenn ein Trauma – ob nun durch Terrorismus oder einen Tsunami verursacht – unsere Sicherheit ins Wanken geraten lässt oder wenn wir uns daran machen, strukturelles Unheil in Ordnung zu bringen, stehen wir an einer Weggabelung. Wir können die Entscheidung treffen, uns dem Trauma zu stellen und unser Leiden umzuwandeln, sodass es uns stärker macht, sogar zu einem Geschenk an die Welt wird. Das steht im Mittelpunkt von Kapitel 5.

In diesem Kapitel jedoch geht es um den Weg, für den wir uns oft *nicht* entscheiden: Trauma wird häufig nicht behandelt, und die anfänglich normalen Reaktionen werden zu destruktiven Kreisläufen, sich als Opfer zu sehen, und/oder Gewalt, die das Leiden auf der Welt nur noch größer machen. Verlorenes

> **SICHERHEIT**
>
> Das deutsche Wort für die englischen Begriffe *safety* und *security* ist Sicherheit. In unserer Sprache gibt es nur dieses eine Wort. Im Englischen sind die beiden Begriffe manchmal austauschbar. Allerdings gibt es feine Unterschiede.
>
> *Safe/safety* beschreibt die etwas persönlichere Ebene. Die Polyvagal-Theorie beschreibt unsere Beziehungen zu anderen und in unserer Umgebung.
>
> *Security* bedeutet, frei von Angst zu sein aufgrund des Wissens, dass bestimmte externe Schutzmaßnahmen existieren. Wir sprechen von *nationaler Sicherheit*: Das bedeutet, dass die Regierung ihre Bürgerinnen und Bürger beschützt. Wir sprechen auch von *menschlicher Sicherheit*, wo der einzelne Mensch im Mittelpunkt steht: Alle sollen frei von Angst, Mangel und Erniedrigung leben können, Treiber von Unsicherheit sollen beseitigt werden.

Sicherheitsgefühl eines Einzelnen oder einer Gruppe kann Reaktionen und Handlungen nach sich ziehen, die den Verlust der Sicherheit anderer zur Folge haben. Beispiele finden wir zuhauf in den Schlagzeilen und in Geschichten von Einzelpersonen oder Gruppen, die von Krankheit, Verlust, Betrug, einem Anschlag oder einem Krieg berichten. Die Themen dieser traurigen Geschichten sind Leiden, Ungerechtigkeit, Angst, Hoffnungslosigkeit, Machtlosigkeit, Scham, Demütigung, Wut, Vergeltung und Hass.

Was geschieht, ist real. Die Wunden sind real. Aber unsere Reaktionen auf ein Trauma können bewirken, dass wir im Schmerz steckenbleiben und die tödlichen, Vergeltung suchenden Kreisläufe der Gewalt befeuern, die Monate, Jahre und sogar Jahrhunderte andauern können. Teil II des STAR-Modells (Abb. 6: Kreisläufe der Gewalt, S. 81), beschäftigt sich mit einigen dieser komplexen Faktoren.

Doch bevor wir uns in das Modell vertiefen, ein Wort zum Verständnis von unbehandelten Traumata in westlichen Ländern: der posttraumatischen Belastungsstörung (PTBS).

Einschränkungen der Definition von unbehandelten Traumata durch ein PTBS-Rahmenkonzept

Posttraumatische Belastungsstörung (PTBS) ist eine Diagnose, die von Ärzten, Psychiatern und Psychotherapeuten gestellt wird, wenn Symptome oder traumatische Reaktionen auf ein Ereignis länger andauern als einen Monat. Dazu gehören: 1. wiederkehrende, ungewollte, störende und quälende Erinnerungen an das Geschehene (auch Albträume, Flashbacks und körperliche Reaktionen); 2. hartnäckige Meidung von mit dem Trauma in Verbindung stehenden Stimuli; 3. negative Veränderungen in Denken und Stimmung (auch Selbstvorwürfe, Scham, Rückzug vom Leben, Schwierigkeiten, positive Gefühle zu empfinden) und 4. Veränderungen in Erregbarkeit und Reaktivität, die von dem traumatischen Ereignis ausgelöst wurden (zum Beispiel gesteigerte Reizbarkeit, aggressives Verhalten sich selbst oder anderen gegenüber, Hypervigilanz).[2]

Obwohl PTBS ein hilfreicher Terminus ist für die Benennung und die Normalisierung der Nachwirkungen traumatischer Ereignisse, gibt es eine anhaltende Diskussion darüber, ob diese westlich geprägte Diagnose auf großflächige Ereignisse, Situationen andauernden Traumas und in allen Kulturen passend ist. Allgemein akzeptiert ist, dass ein kleiner Prozentsatz einer Bevölkerung nach einer Katastrophe gravierende Reaktionen zeigt und eine Behandlung braucht. Aber einige Experten betrachten die häufige Verwendung der Diagnose PTBS als eine Pathologisierung normaler Reaktionen auf traumagene Situationen.

Auch besteht die Gefahr, dass Trauma-Reaktionen *unterschätzt* und deshalb heruntergespielt werden, wenn PTBS das Maß ist, an dem traumatische Auswirkungen gemessen werden, ganz besonders auf der kollektiven Ebene. Wie wir bereits gesehen haben, wirkt sich ein Trauma auf Gehirn/Körper, Geist und Seele aus. Inmitten eines andauernden Traumas oder in der Folge eines traumagenen Ereignisses mögen Einzelpersonen oder Gruppen ruhig und „normal" erscheinen, mit nur einer kurzfristigen posttraumatischen oder gar keiner Reaktion.

> DER BEWEIS, DASS MENSCHEN NACH TRAUMATISCHEN EREIGNISSEN GUT ZURECHTKOMMEN, IST NICHT NUR DAS FEHLEN VON POSTTRAUMATISCHEN STRESS-SYMPTOMEN. ES IST DIE QUALITÄT UNSERER BEZIEHUNGEN IN DEN FOLGENDEN MONATEN, JAHREN UND JAHRHUNDERTEN.

Menschen verfügen über eine erstaunlich große Resilienz, und viele kommen auch tatsächlich gut zurecht. Doch Einzelpersonen und ganze Gruppen können auch eine erstarrte Gefühllosigkeit (Hypoarousal) empfinden oder in ihren Gefühlen wechseln zwischen Hypo- und Hyper-Erregung. Der „Beweis", dass Menschen gut mit einem Trauma zurechtkommen, ist nicht nur das Fehlen von klassischen posttraumatischen Stress-Symptomen, auch nicht die Fähigkeit, grundlegende Aktivitäten, wie zur Arbeit oder Schule zu gehen, beibehalten zu können. Der eigentliche Indikator ist in den Monaten, Jahren und Jahrhunderten nach einem Trauma die *Qualität unserer Beziehungen* zu uns selbst und zu anderen.

Die Überzeugungen und das Verhalten von Einzelpersonen, Gruppen und Gesellschaften helfen uns, den weitreichenden Einfluss von traumatischen Ereignissen und Zeiten zu begreifen. Die Statistik des Gesundheitswesens für Variablen wie Missbrauch von Substanzen, Depressionen, Angstzustände, Gewalt durch Schusswaffen und Störungen des Immunsystems sind zusammen mit den PTBS-Fällen Indikatoren für die eigentlichen Auswirkungen traumagener Ereignisse. Eine größere epidemiologische Studie in den Vereinigten Staaten, *Adverse Childhood Experiences* (ACE), ergab eine auffallende Korrelation zwischen Trauma vor dem 18. Lebensjahr und gesundheitlichen und sozialen Problemen im Erwachsenenalter.[3] Bei vielen wurde vermutlich nie eine PTBS-Diagnose gestellt. Wenn Sie die oben genannten Verhaltensweisen bei sich, Ihrer Familie, Organisation, Gemeinschaft oder in Ihrem Land erkennen, könnte ein aktuelles oder historisches Trauma die Ursache sein. Diese Verhaltensweisen gehören zu den Kreisläufen von Gewalt durch nicht behandelte Traumata.

Kreisläufe der Gewalt – nach innen und nach außen gerichtete Aggressionen durch Trauma[4]

Kreisläufe der Gewalt sind nicht zwingend Reaktionen auf traumagene Ereignisse. Sie können verhindert, kleingehalten oder durchbrochen werden, wenn man weiß, wie ein Trauma zu behandeln ist. Aber sie kommen auffallend häufig vor, wenn ein Trauma nicht behandelt wird (Nr. 1). Volkan nennt die nach außen gerichteten Reaktionsarten die „Rituale einer Großgruppenpsychologie“, die ins Spiel kommen, wo es ethnische, nationale oder religiöse Konflikte, Feindseligkeiten oder Kriege gibt.[5]

Das Gefühl, Opfer zu sein, kann auch von historischen Ereignissen oder Kindheitserlebnissen herrühren oder während einer Zeit der wirtschaftlichen, politischen und sozialen Instabilität entstehen. Es kann entstehen, wenn der Stolz und die Identität einer sicheren Gruppe durch eine provokative Bedrohung oder einen Überraschungsangriff erschüttert wird (Nr. 1, Nr. 2). Es geschieht, wenn Gruppen, die von einem ungerechten System profitieren – ob sie sich ihres Privilegs nun bewusst sind oder nicht –, mitbekommen, dass weniger mächtige Gruppen diese Strukturen infrage stellen (Nr. 8).

Die Darstellung der Kreisläufe der Gewalt (S. 81) bildet den Prozess ab, den Einzelpersonen und Gruppen durchlaufen, wenn sie nicht behandelte traumatische Energie gegen sich selbst (Opfer-Kreislauf: nach innen) und/oder gegen andere richten (Täter/Täterin-Kreislauf: nach außen). Beachten Sie, dass der Opfer-Kreislauf identisch ist mit Teil I des Modells (siehe Abb. 2, S. 49: Trauma-Erfahrung), abgesehen von der äußeren Form der Textblasen, die illustriert, dass normale Trauma-Reaktionen zu ungesunden Verhaltensweisen mutieren, wenn das Trauma nicht behandelt wird. Menschen können im Opfer-Kreislauf stecken bleiben und nicht mehr herausfinden. Sie können die Linie überschreiten und vom Opfer zum Täter, zur Täterin werden und somit neue Opfer schaffen. Sie können sich unendlich im Täter/Täterin-Kreislauf drehen und auch hin und her pendeln zwischen der Opferrolle und dem Handeln als Täter oder Täterin.

Der nach außen gerichtete Täter/Täterin-Kreislauf mag auf den ersten Blick mit Situationen wie einem terroristischen Angriff oder ethnischer Gewalt im Zusammenhang stehen, aber ähnliche Dynamiken können bei denen zu finden sein,

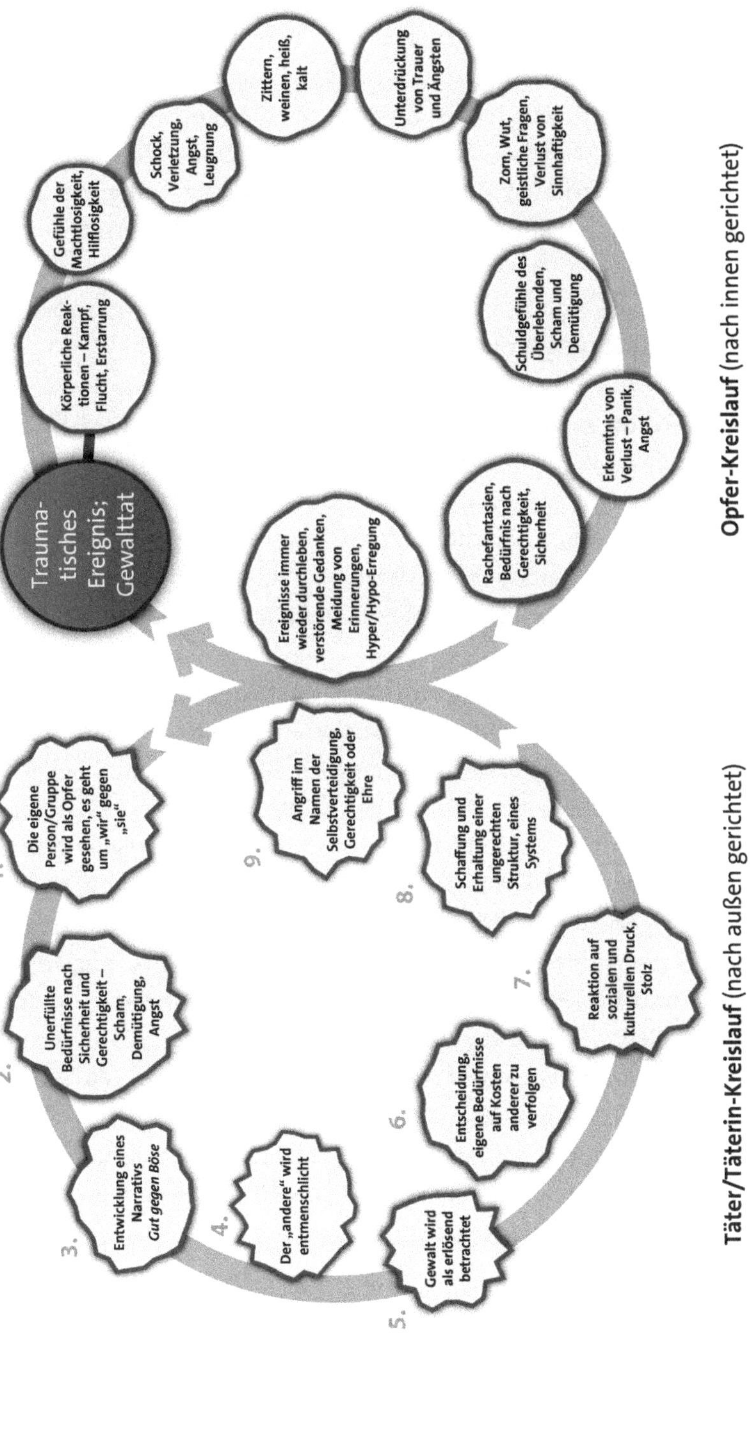

Abb. 6: *Kreisläufe der Gewalt [Diese Abbildung finden Sie vergrößert zum Gratis-Download unter trauma.neufeld-verlag.de.]*

die strukturelle Gewalt erleben oder eine schmerzliche Scheidung durchmachen, und in Konflikten, die als Folge einer Naturkatastrophe entstehen. Obwohl er einer vorhersehbareren Entwicklung folgt als das traumatische Erlebnis, verlaufen nur wenige Situationen linear. Die Ziffern dienen lediglich der leichteren Zuordnung während der weiteren Erläuterung.

Reinszenierungen und Auslöser

Die Muster der Verhaltensweisen in dem Modell der Kreisläufe der Gewalt bezeichnet man auch als Reinszenierung. Die Beispiele für Reinszenierung in der Tabelle auf S. 83 zeigen nach innen und außen gerichtete Verhaltensweisen auf, die auf eine Störung durch ein nicht behandeltes Trauma schließen lassen. Vieles sind sekundäre Probleme, die häufig als hauptsächlich psychologische Störung behandelt werden. Das zu Grunde liegende Trauma wird dabei nicht erkannt oder behandelt.

Das Trauma von traumatisierten Einzelpersonen und Gruppen zeigt sich häufig auf eine für sie typische Art. Bei einigen sind mehr nach innen gerichtete Verhaltensweisen zu beobachten (die auf ein beeinträchtigtes, *hypo*-erregtes Nervensystem schließen lassen), andere zeigen aggressivere, nach außen gerichtete Verhaltensweisen (die auf ein *hyper*-erregtes Nervensystem schließen lassen). Doch häufig ist auch ein Hin-und-her-Pendeln zwischen Hypo- und Hyper-Erregung festzustellen. Eine Person, die verschlossen und deprimiert ist, kann bei dem leisesten Trigger ganz unvermittelt einen Wutausbruch bekommen.

Reinszenierungen stehen für Versuche, ein Trauma zu betäuben oder zu lösen.[6] Sie verstärken sich häufig (unbewusst), wenn der Jahrestag des traumatischen Ereignisses näher rückt.

BEISPIELE FÜR REINSZENIERUNG

Nach innen gerichtet
(Trauma-Energie wird gegen sich selbst gerichtet)

- Missbrauch von Substanzen
- zu viel oder gar nicht essen
- Selbstverletzung
- Depression/ Angstzustände
- Workaholismus
- körperliche Leiden
- Suizid

Nach außen gerichtet
(Trauma-Energie wird gegen andere gerichtet)

- häusliche Gewalt
- Kindesmissbrauch
- hochriskante Verhaltensweisen
- aggressives Verhalten
- wiederkehrende Konflikte
- Krieg

Andere Zeichen von Störungen bei Einzelpersonen oder in Gesellschaften

- Apathie (auch dem Leben in der Gemeinschaft, der Politik, Entwicklung gegenüber), niedrige Produktivität
- beeinträchtigte Kommunikation (Stille, Unterdrückung der Wahrheit, Unhöflichkeit)
- Mangel an Empathie und keine Duldung von Unterschieden
- Schwarz-weiß-Denken
- Unfähigkeit, zu vertrauen
- Entwürdigung der Umgebung
- hohes Maß an sexueller Dysfunktion, Prostitution
- hohes Maß an Medikamentenmissbrauch
- häufiger Waffengebrauch oder Anwendung von anderen Arten der Gewalt

Abb. 7: *Beispiele für Reinszenierung*

Ein scheinbar unbedeutendes Ereignis – ein Geruch, ein Geräusch, eine Geste, der Tonfall einer Stimme, eine flüchtige Erinnerung, eine Gruppendynamik, ein Symbol – kann eine verstörende Reaktion oder eine bewusste oder unbewusste Erinnerung auslösen, die uns in einen langsamen Modus der Gehirnreaktion katapultiert. Je länger das Trauma unbehandelt bleibt, desto größer ist die Wahrscheinlichkeit, dass die durch gleichzeitige Aktionen verbundenen Nervenbahnen gestärkt werden und die Reaktion auf Trigger unser Leben bestimmt.

Beeinträchtigte Körper-/Hirnfunktionen

Ein Trauma stört – wie bereits in Kapitel 3 besprochen – die Fähigkeit des verbindenden Gehirns, uns zu helfen, als rücksichtsvolle, kreative, emotional intelligente Einzelpersonen und Gesellschaften zu funktionieren. Wenn sich durch ein nicht behandeltes oder andauerndes Trauma bei uns eine Hypo- oder Hypervigilanz zeigt, wird die Gehirnfunktion beeinträchtigt und wir werten selbst harmloses Handeln anderer als Bedrohung.

Die Polyvagal-Theorie von Stephen Porges bringt unser Verständnis dieser Interaktion zwischen dem Gehirn und dem sozialen Nervensystem des Körpers noch weiter voran. Porges' Forschung ergab, dass wir unbewusst neutrale Gesichter als aggressiv und ängstliche Gesichter als wütend deuten, wenn die Neurozeption uns darauf aufmerksam macht, dass etwas in unserem Körper, der Umgebung oder einer Interaktion mit anderen nicht sicher scheint. Doch wenn wir entspannt sind, empfinden wir keine Bedrohung und können unsere Beziehungen durch unseren Gesichtsausdruck und unseren Tonfall gestalten. All dies geschieht unterhalb unserer Bewusstseinsebene.[7]

Die neurobiologische Forschung konzentriert sich in erster Linie auf Einzelpersonen, nicht auf Gruppen oder Gesellschaften. Doch Martha Cabrera und Vamik Volkan erkennen in Gesellschaften, die sich mit Massen- und andauernden Traumata konfrontiert sehen, auffallende Parallelen zu Siegels Darstellung von Einzelpersonen mit gestörter Funktion des mittleren präfrontalen Cortex, das heißt, des verbindenden Gehirns. In Kapitel 3 haben wir gesehen, dass uns, wenn wir oben auf der Leiter stehen, die Verbindung von „Gesicht und Herz" (Social-Engagement-System) bzw. das verbindende Gehirn fähig macht, Emotionen zu regulieren (auch die Angstreaktionen des limbischen Systems Kampf/Flucht), flexibel zu reagieren, Empathie zu empfinden für den Schmerz anderer, uns unseres Selbst bewusst zu sein. Wir haben dann Zugang zu unserer Intuition und inne wohnender Weisheit und handeln ethisch und uneigennützig. In ihrem Land Nicaragua beobachtete Cabrera jedoch nach Jahrzehnten des Konflikts eine eingeschränkte Fähigkeit, zu kommunizieren, eine reduzierte Fähigkeit, flexibel und tolerant zu reagieren, und den Verlust des Vertrauens der Menschen untereinander. Sie beobachtete auch Apathie, Isolation, Aggressivität, chronische Krankheiten, einen Anstieg von häuslicher Gewalt und Suizid und eine Unfähigkeit, die Geschichte aus der Sicht eines anderen Menschen zu sehen.[8]

Volkans Beobachtung ist, dass Gesellschaften mit massiv um sich greifenden Traumata und Konflikten typischerweise Verhaltensweisen zeigen, die John Mack den „Egoismus der Viktimisierung"[9] nennt, das heißt, eine Reduzierung der Fähigkeit, über den eigenen Schmerz hinauszusehen und Empathie zu empfinden für andere, die leiden. Folglich sind bei ihnen nur selten Schuldgefühle festzustellen wegen vergeltender Gewalt oder wenn sie selbst zu Kreisläufen der Gewalt beitragen (Nr. 9) und es versäumen, Verantwortung für die Opfer und das Leid zu übernehmen, das sie durch ihr Handeln verursacht haben (Nr. 6, Nr. 7).[10] Diese Dynamik ist sowohl bei internationalen Konflikten als auch im persönlichen Bereich zu beobachten, wie zum Beispiel bei einer unschönen Scheidung.

Die Verhaltensweisen lassen Schmerz vermuten, Unbehagen und die Reinszenierung eines Traumas auf der individuellen und der kollektiven Ebene.

Nicht abgeschlossene Trauer

Tränen sind eine Möglichkeit, Trauma-Energie freizusetzen und die Reglosigkeit, Gefühllosigkeit oder Verdrängung zu durchbrechen, durch die wir uns anfangs vor dem unerträglichen Schmerz schützen. Gesundes Trauern (innere Emotionen und Gedanken) und Trauerarbeit (äußere Rituale und der Prozess der Anpassung an den Verlust) sind wichtige Schritte zur Heilung – ob es nun um den Tod eines geliebten Menschen geht, die Auswirkungen von Terrorismus, das Erbe eines kulturellen Genozids oder das Chaos nach einer Naturkatastrophe. Der Prozess wird jedoch aus mehreren Gründen häufig gestört.

> Es gibt keinen größeren Schmerz, als eine nicht erzählte Geschichte in sich zu tragen.
>
> *Die Schriftstellerin Maya Angelou*

1. Wenn traumatisierende Ereignisse über einen längeren Zeitraum andauern, richtet sich der Fokus auf das emotionale und körperliche Überleben. Die Sicherheit im Alltag steht über allem.

2. Wenn Gebäude und Infrastruktur zerstört sind wie nach einem Erdbeben oder während eines Krieges, steht über Monate, sogar Jahre hinweg notwendigerweise die Erfüllung der Grundbedürfnisse im Vordergrund: Nahrung, Unterkunft und medizinische Versorgung. Sobald Schulen wieder öffnen und die Krankenhäuser und Brücken wieder aufgebaut sind, wollen die Menschen schnellstmöglich wieder in ihr altes Leben zurück und den Blick nach vorne richten, anstatt sich die Zeit zu nehmen, über die schmerzliche Vergangenheit nachzudenken. Im Versuch, „alles hinter sich zu lassen" und weiterzugehen, wird die Trauer unterdrückt.

3. Wenn wir Gefühllosigkeit und Leugnung ablegen, kann die Intensität der Gefühle – Demütigung, Wut, Angst, Verzweiflung – überwältigend sein, sich sogar anfühlen wie der Tod. Diese Gefühle zu empfinden oder ihnen Ausdruck zu verleihen, erscheint zu riskant. Nicht selten schwelt der Zorn ganz dicht unter der Oberfläche. Diese angestaute Wut blockiert die Fähigkeit, Trauer zu empfinden, und macht das Weitergehen schwierig.

4. Wir können nicht betrauern, was wir nicht anerkennen. Vielleicht hat „unsere Seite" „verloren" – oder das Gesicht verloren. Oder wir haben „gewonnen", aber die Befürchtung, dass Trauern irgendwie einen Triumph für die andere Seite bedeuten könnte (Nr. 7). Die Wahrheit in Bezug auf das, was geschehen ist, zu kennen, scheint manchmal den letzten Hoffnungsschimmer zu zerstören.

5. Manchmal ist die Anerkennung dessen, was geschehen ist, eine Übung darin, deutlich zu formulieren, was die soziale,

wirtschaftliche oder politische Ordnung bedroht (Nr. 8). Familien spielen zum Beispiel Drogen- oder Alkoholprobleme häufig herunter oder wenden sich gegen einen Angehörigen, der einen sexuellen Übergriff öffentlich macht. Auf der gesellschaftlichen Ebene werden Menschen, deren Anliegen es ist, Gräueltaten eines Landes oder unehrenhafte Ereignisse oder Methoden ans Licht zu bringen, häufig als unpatriotisch verunglimpft. Schlimmer noch, diejenigen, die die Wahrheit bekannt machen wollen, werden diskreditiert, zum Schweigen gebracht oder sogar ermordet (Nr. 7).

6. Manchmal ist es nicht möglich, in Erfahrung zu bringen, was geschehen ist. Verbrechen werden nicht aufgeklärt, Soldaten und Soldatinnen verschwinden spurlos, Menschen begehen Suizid, Gefangene werden unerkannt gefangen gehalten. Solche Situationen schaffen einen „uneindeutigen Verlust", wie Pauline Boss es nennt, oder eine „erstarrte Trauer" bei den Angehörigen, die überlebt haben, und bei der breiteren Gesellschaft.[11] Selbst wenn sich Menschen auf die Suche nach der Wahrheit begeben, sind Informationen manchmal nur bruchstückhaft verfügbar.

7. Auswirkungen auf die Trauer hat auch, wenn der Leichnam eines geliebten Menschen nicht da ist. Bei einem Flugzeugabsturz über dem Meer oder wenn Menschen wegen einer Epidemie oder eines Genozids in Massengräbern beigesetzt wurden, werden die Angehörigen der Möglichkeit beraubt, die üblichen kulturellen und religiösen Trauerrituale zu vollziehen.

Anna erzählt von ihrem Erleben:

Sobald die Flugzeuge wieder starten durften, flog ich nach New York. Wir erlebten, wie es ist, wenn es keine sterblichen Überreste gibt. Im Grunde genommen ist mein Bruder eingeäschert worden. Ich habe eigentlich kein Problem mit Kremierung. Und trotzdem hatte es Auswirkungen auf mich. Kein Leichnam, kein Grab. Das ist vermutlich eines der schwierigsten Dinge, mit denen Menschen auf der ganzen Welt konfrontiert werden, wenn jemand weit weg von zuhause stirbt oder in einem Massengrab beigesetzt wird, oder wenn es keine sterblichen Überreste gibt.

HINDERNISSE FÜR TRAUER UND TRAUERPROZESS

- andauerndes Trauma
- der Wunsch, nicht zurückzublicken
- Angst vor Überforderung
- Unfähigkeit, sich dem Geschehenen zu stellen
- Bedrohungen der bekannten „Ordnung“
- Unkenntnis der Wahrheit
- Unfähigkeit, die üblichen Rituale durchzuführen

> ERSTARRTE TRAUER BEHINDERT HEILUNG.

Ungeachtet der Gründe, warum die Trauer nicht vollständig ist, behindern die erstarrten und unterdrückten Gefühle die Heilung und tragen dazu bei, dass die Menschen empfänglicher werden für den Niedrig-Modus des Gehirns. Normale Angst steigert sich dann schnell zu Panik oder Paranoia, Schmerz wird zu Verzweiflung, Verärgerung zu Wut und Scham zu einem obsessiven Trieb, eine Rehabilitierung zu erreichen. Der ausgeprägte Wunsch nach Gerechtigkeit (ein Grundbedürfnis) mischt sich dann mit dem Wunsch nach Vergeltung und Rache. Diese

Muster und Frustrationen werden verstärkt, wenn die in Kapitel 3 beschriebenen Gerechtigkeitsbedürfnisse nicht erfüllt werden. Noch erschreckender ist, dass wir als Einzelpersonen und Gruppen noch empfänglicher sind für Sinnstiftende Narrative, die bewirken können, dass wir vom Opfer/Überlebenden zur Täterin, zum Täter werden.

Sinnstiftende Narrative prägen unsere Überzeugungen und Verhaltensweisen im Kreislauf der Gewalt

Wenn ein Trauma unsere Welt erschüttert oder uns in Angst gefangen hält, erzählen wir Geschichten und konstruieren ein Narrativ, um eine Erklärung für das Geschehene zu finden und das Leben zu verstehen. Unter andauernder Bedrohung, Angst, Trauer und dem nicht erfüllten Bedürfnis nach Gerechtigkeit und Sicherheit flüchten wir uns in vertraute Narrative, von denen unsere Überzeugungen und Verhaltensweise geprägt sind:

- Gut gegen Böse
- wir gegen sie
- gewähltes Trauma
- erlösende Gewalt (Gewalt ist notwendig, um Sicherheit zu gewährleisten)

Das Narrativ *Gut gegen Böse* vermittelt ein Gefühl der Rehabilitierung (Nr. 3) und ermöglicht es der „guten" Seite (ich/meine Gruppe), unerwünschte Eigenschaften der „bösen" Seite zuzuordnen; dem Feind, der häufig aller menschlichen Güte beraubt ist (Nr. 4).[12] Wenn der „andere" der Böse ist, wird die Aufmerksamkeit von den Unzulänglichkeiten der „guten" Seite abgelenkt. Wir werden blind für unseren eigenen Anteil an dem Konflikt und unsere Dysfunktionen oder inneren gesellschaftlichen Missstände. Der oder die „andere" steht im Fokus und wird zum Sündenbock gemacht.

Führende Persönlichkeiten, die Medien und gedankenlose und unkritische Bürger können die *Gut-gegen-Böse*-Narrative übernehmen, bis sie schließlich ein Eigenleben entwickeln. Das Geschehene wird dann zum „gewählten" Trauma für beide Seiten und zu Ereignissen oder einer Abfolge von Ereignissen, um die herum eine Einzelperson oder eine Gruppe die eigene Identität anordnet. Ist ein gewähltes Trauma erst einmal in einer Psyche oder einer Kultur verankert, ist es schwer wieder zu verändern. Je mehr die Sicherheit einer Gruppe bedroht oder erschüttert wird – egal wodurch –, desto fester klammern wir Menschen uns an die Gruppenidentität, desto misstrauischer oder offen feindseliger werden wir denen gegenüber, die anders sind als wir (Nr. 6).

Einige Politiker führen bewusst den Zusammenbuch des Vertrauens herbei und propagieren polarisierende Narrative. Das Gefühl „wir" gegen „sie" entsteht oder vertieft sich und findet seinen Ausdruck in patriotischen oder „Gruppen"-Symbolen wie Flaggen, Liedern, Kleidung, Essen oder anderen Gebräuchen (Nr. 1).

> WENN POLITIKER DIE MENTALITÄT „WIR" GEGEN „SIE" PROPAGIEREN, WIRD DIE WAHRHEIT DAS ERSTE OPFER.

Einer solchen Atmosphäre fällt als erstes die Wahrheit zum Opfer. Fakten werden verdreht, Motivationen geschönt und Helden und Bösewichte erschaffen. Das Narrativ infrage zu stellen, gilt als unpatriotisch und sogar als Verrat an der Gruppe (Nr. 6, Nr. 7).

Wenn eine Einzelperson, Gruppe oder eine Gesellschaft das *Gut-gegen-Böse*-Narrativ verinnerlicht, dann folgt ganz schnell zuerst die Dämonisierung und dann die Entmenschlichung des oder der „anderen“ (Nr. 4). Etiketten wie „Terrorist“, „schlecht“, „Verbrecherin“, „unpatriotisch“, „Verräter“ und „untreu“ werden verflochten mit Schlagwörtern wie „unmenschlich“, „verrückt“, „wie Tiere“ und „barbarisch“. Wenn der oder die „andere“ entmenschlicht und zum Bösen gemacht wird, dann werden moralische Standards auf der Grundlage, dass das Leben unantastbar ist, außer Kraft gesetzt (Nr. 6). Folter wird gutgeheißen, und die üblichen rechtsstaatlichen Prinzipien werden missachtet. Eine gefährlich vereinfachende Analyse mit einer ebenfalls vereinfachenden Lösung nehmen Fahrt auf: Wenn böse Menschen oder Gruppen der Grund für die Bedrohung sind, dann ist die Lösung, dass wir uns im Namen unserer gerechten Sache von ihnen trennen – oder sie sogar töten (Nr. 9).

> ABER SIND NICHT MANCHE DINGE TATSÄCHLICH VON GRUND AUF BÖSE?

An diesem Punkt wenden Sie vielleicht ein: „Aber was ist mit den Opfern des Holocaust? Der Nakba? Der Entdeckungsdoktrin, die zur Dezimierung der eingeborenen Völker führte? Den Jim-Crow-Gesetzen, die in den Vereinigten Staaten von Amerika für fast ein ganzes Jahrhundert die Rassentrennung in Kraft setzten, deren Vermächtnis noch immer zu spüren ist? Was ist mit Völkermord? Vergewaltigung mit Waffengewalt? Menschenhandel? Und was ist mit diesem Raufbold, der mir in der Schule das Leben schwer gemacht hat?

Gibt es denn nicht wirklich Böses in der Welt? Situationen, in denen ganz klar eine gute und eine böse Seite zu identifizieren ist? Situationen, in denen es notwendig ist, sich in die eigene Gruppe zurückzuziehen, um eine Kultur und ein Volk zu retten, das von Auslöschung bedroht ist? Um die Solidarität aufzubauen, die notwendig ist für den Einsatz für Gerechtigkeit?

Ja. Aber bitte lesen Sie weiter.

STAR wurde entwickelt als Reaktion auf den 11. September 2001. Sicherlich lässt sich nicht jede Situation in dieses Modell einordnen. Aber achten Sie einfach auf das, was passt, selbst für die „gute" Seite.

Opfer zu sein, die Unschuldige, der Überlebende, die unterdrückte Gruppe, bedeutet nicht, dass wir passiv bleiben können. Es befreit uns nicht davon, uns dem Trauma zu stellen, das wir in uns tragen. Denn sonst können wir unreflektiert eine Linie überschreiten, und – wie Olga Botcharova, die Expertin für internationale Konfliktlösung, sagt – dann sind wir „die Opfer von gestern, die heute zu Tätern werden". Täterinnen und Täter in der Art, wie wir uns für Gerechtigkeit einsetzen. In unserer Haltung anderen gegenüber. Selbst in der Art, wie wir mit unseren eigenen Kindern umgehen.

Das allgemeine Narrativ, das dieser Überzeugung und diesem Verhalten zu Grunde liegt, ist der alte Mythos von der erlösenden Gewalt: „Es braucht Gewalt, um Gewalt zu überwinden (Nr. 5). Gewalt kann uns Sicherheit vermitteln, Freiheit und unseren Stolz und unsere Ehre wiederherstellen."[13] Lam, der Überlebende des Überfalls auf den Bus in Uganda, erinnert sich:

> *Das Gefühl des „gewählten Traumas"… hat ganze Gemeinschaften und Stämme in den Abgrund gerissen. Racheakte werden gerechtfertigt, weil sie selbst zum Opfer gemacht wurden, und andere Bürger als „die anderen" identifiziert, die ihre Leiden verdient haben. Die*

meisten Menschen fühlten sich zum Beispiel im Recht, wenn sie die Militärtaktik der verbrannten Erde anwendeten, weil „wir ja auch durch sie gelitten haben". Alle aus dem Norden wurden „anya-nya"-Killer genannt, die es verdient hatten, getötet zu werden. Viele unschuldige Menschen wurden auf grausamste Weise ermordet. Man legte ihnen Autoreifen um den Hals und verbrannte sie bei lebendigem Leib.[14]

Der Autor Gil Bailie und andere sind der Überzeugung, dass die Mär von der erlösenden Gewalt auch auf zukünftige Handlungen bezogen werden kann, so dass die Gewalt an anderen gerechtfertigt wird. Ebenso kann diese Mär auch auf die Vergangenheit bezogen werden, um unsere früheren Taten zu rechtfertigen und zu erklären.[15] Der Egoismus der Viktimisierung ist in vollem Gange (Nr. 6).

In der Erfahrung der Leute spiegelt sich das, was Jahrhunderte zuvor geschehen ist, im Geschehen der vergangenen Woche wider.

Douglas R. Baker[16]

Die Rolle der Führungskräfte

Bedrohung und Sicherheit sind reale Themen, die von Gruppen und Nationen nicht außer Acht gelassen werden dürfen. Aber wie wir gesehen haben, ist es häufig schwierig, den eigentlichen Grad der Bedrohung einzuschätzen, wenn die politisch Verantwortlichen und die Bevölkerung gleichermaßen übersensibilisiert und die Emotionen hochgefahren sind.

Volkan meint, dass die Rolle der Leitenden an solchen Weggabelungen ausschlaggebend ist: Es liegt in ihrer Hand, zu entflammen (destruktive Leitende) oder zu zähmen (aufbauende Leitende). Er führt zwanzig Anzeichen für Rückschritte großer Gruppen auf, als Auswirkungen von Angst und Sorge nach traumatischen Ereignissen – ob nun Naturkatastrophen, wirtschaftlichen Krisen, Terrorismus oder Krieg.[17] Zwei der vorhersehbarsten sind, dass Gruppenmitglieder erstens ihre Individualität verlieren, wenn sie blind einem zentralen Leitenden hinterherlaufen, und zweitens sich die Kluft zwischen *gut/böse* und *wir/sie* vergrößert. Diejenigen, die mit dem Etikett „sie" versehen werden, werden häufig zum Sündenbock gemacht und dämonisiert.

Es kommt zu bösartigen Rückschritten, wenn die Führungskräfte sich selbst zusammen mit ihren Bürgern rückläufig entwickeln, wenn Menschen getötet oder Menschenleben zerstört werden.[18] Obwohl ihre Taten vielleicht nicht absichtlich oder bewusst geschehen, eskalieren destruktive und bösartige Leitende Furcht und Angst, indem sie:

> Gefahren übertreiben;

> Realität und Fantasie verschwimmen lassen;

> die Öffentlichkeit mit der ständigen Warnung vor nicht konkret benannten Bedrohungen bombardieren;

> manipulieren durch Verzerrung oder eine falsche Darstellung von Fakten, Zielen und Situationen;

> sich zu Beschimpfungen herablassen;

> abweichende Ansichten als unpatriotisch oder als Verrat abstempeln;

> den anderen entmenschlichen durch polarisierende Narrative wie „wir/sie" und „gut/böse".

> WAHRNEHMUNGEN SIND HÄUFIG GENAUSO WICHTIG WIE DIE WAHRHEIT.

In Bezug auf Gruppenreaktion und die Bereitschaft, solchen Leitenden zu folgen, zählt die Wahrnehmung genauso viel wie die Wahrheit (Nr. 7). Louise Diamond, Mitbegründerin des Institute for Multi-Track Diplomacy (IMTD), beschreibt dieses Phänomen folgendermaßen:[19]

> *Ich habe beobachtet, wie politische Führer auf der ganzen Welt die Gesellschaft durch Angst manipuliert haben. Das ist eine gängige Taktik, die dazu führt, dass diejenigen, die die Macht inne haben, an der Macht bleiben. Sie spricht in erster Linie die tiefsten Töne des menschlichen Bewusstseins an, nicht die oberen. Wenn die Gesellschaft wie in Hypnose in einem Nebel der Angst gehalten wird, sorgt man dafür, dass sie hilflos bleibt. Dadurch wird Demokratie unterwandert und die Weiterentwicklung der menschlichen Gesellschaft und des Geistes verhindert.*

Traumatisierte Einzelpersonen, Gruppen und Nationen übernehmen diese alten Narrative und erkennen dabei nicht das mythische Drama, das sich entfaltet. Egal, wie wir das nun nennen – ob unbewusst leben, untere Gehirnfunktion, kollektive Leugnung, Trauma-Reinszenierung, Sünde oder Gruppendenken –, das Endresultat ist dasselbe: Ein Angriff gegen die oder den „anderen" wird im Namen der Selbstverteidigung, der Gerechtigkeit, Sicherheit, Ehre oder der Freiheit gerechtfertigt (Nr. 9).

Aber die Sicherheit, nach der wir uns sehnen, für die wir kämpfen und sterben, wird damit langfristig nur selten erreicht. Körperliche oder psychische Gewalt oder körperlicher oder psychischer Krieg – selbst unter dem Deckmantel einer gerechten Sache, einer patriotischen Sache, eines gerechten oder gar heiligen Krieges – hinterlassen in der Folge noch mehr traumatisierte Menschen und Gesellschaften, die sich gedemütigt fühlen, die hypervigilant, wütend und ängstlich sind, die trauern und sich zutiefst unsicher fühlen (Nr. 1, Nr. 2). Opfer sind zu Tätern und Täterinnen geworden und haben dabei durch ihre erhöhte Gruppenidentität noch weitere Opfer geschaffen, durch ihre Mär von *Gut-gegen-Böse* (Nr. 3) und ihr eigenes Bedürfnis nach Gerechtigkeit und Rehabilitierung (Nr. 2). Diese neuen Opfer/Überlebenden befeuern neue Feind/Täter-Kreisläufe der Gewalt. Und so beginnt eine weitere Wie-du-mir-so-ich-dir-Geschichte wie die, die Tag für Tag in den Medien zu finden sind. Lam sagt:

> *Gewalt wurde institutionalisiert als Reaktion auf politische Probleme, bei denen eigentlich Dialog und Verständnis nötig gewesen wären. Der Wunsch nach Rache ließ die Gewalt fortbestehen.*

Der Kreislauf über Generationen hinweg

> DIE ZEIT HEILT NICHT ALLE WUNDEN.

Anders, als es in dem bekannten Sprichwort heißt, heilt die Zeit nicht alle Wunden. Ein nicht behandeltes Trauma wird von Generation zu Generation in Familien, Gemeinschaften und Nationen weitergegeben. Es wirkt nach *innen* durch Depression, Angst,

Missbrauch von Substanzen und Suizid. Es richtet sich nach *außen* gegen die Familie in Form von häuslicher Gewalt und Kindesmissbrauch und gegen die Gemeinschaft und Gesellschaft durch die oben beschriebenen Kreisläufe der Gewalt.

Nachfolgende Generationen haben die Hauptlast der erstarrten Trauer und der nach innen und außen gerichteten Verhaltensweisen der Älteren zu tragen. Zusätzlich bekommen sie vielleicht sogar „geteilte Aufgaben“ – die unerledigten Angelegenheiten ihrer Eltern – aufgebürdet, zum Beispiel, die Verluste ihrer Vorfahren zu betrauern, ihre Viktimisierung zu fühlen, nach Gerechtigkeit zu streben oder Rache zu suchen. Der gemeinsame Nenner in all diesen geteilten Aufgaben ist, die Erinnerungen der großen Gruppe lebendig zu erhalten. In der Regel können diese Aufgaben nicht von der nächsten Generation effektiv erledigt werden, darum werden sie an die nachfolgende Generation weitergegeben, manchmal in veränderter Form.[20]

Wie kann es Einzelpersonen und Gesellschaften gelingen, nicht im Kreislauf der Opferrolle und der Gewalt stecken zu bleiben? Wie können Politikerinnen und Politiker, die ja wie ihre Bürgerinnen und Bürger ein Trauma erlebt haben, sowohl kurzfristige wie auch langfristige Sicherheit gewährleisten und die Kreisläufe der Gewalt nach dem Motto „Wie du mir, so ich dir“ durchbrechen?

Im folgenden Kapitel beschäftigen wir uns mit dem dritten Teil des STAR-Modells, Kreisläufe der Gewalt durchbrechen – Resilienz entwickeln. Wenn diese Anregungen umgesetzt werden, ist es möglich, Kreisläufe der Gewalt zu durchbrechen, Gewalt in Zukunft zu reduzieren und vielleicht sogar ganz zu verhindern.

Anmerkungen

1 Rohr, Richard, *Ins Herz geschrieben – Die Weisheit der Bibel als spiritueller Weg*, Freiburg 2014.

2 Diagnostic and Statistical Manual of Mental Disorders, Fifth Edition, Washington 2013.

3 ACE Study. ACE Response, http://www.aceresponse.org/who_we_are/ACE-Study_43_pg.htm (aufgerufen am 2.9.2022).

4 Das Feind/Täter-Diagramm und die anschließenden Ausführungen basieren auf der Enemy System Theory, Human Need Theory und den Schriften von Olga Botcharova, Peter Levine, John E. Mack, Joseph Montville, Vamik Volkan, Walter Wink und anderen.

5 Volkan, Vamik, „Post Traumatic States: Beyond Individual PTSD in Societies Ravaged by Ethnic Conflict" in: *Psychosocial Healing: A Guide for Practitioners*, Hrsg. Gutlove, Paula, und Thompson, Gordon, Cambridge 2003, S. 81.

6 Ebenda, S. 173–191.

7 Porges, Stephen, „What ist the Polyvagal Theory?", Video vom 23. April 2018 (4:10), https://www.youtube.com/watch?v=ec3AUMDjtKQ (aufgerufen am 2.9.2022).

8 Cabrera-Cruz, http://www.uni-klu.ac.at/~hstockha/neu/html/cabreracruz.htm (aufgerufen am 2.9.2022).

9 Mack, John E., „Forward" in: Volkan, Vamik, *Cyprus, War and Adaptation: A Psychoanalytic History of Two Ethnic Groups in Conflict*, Charlottesville 1979, S. ix–xxi.

10 Ebenda.

11 Boss, Pauline, *Leben mit ungelöstem Leid – Ein psychologischer Ratgeber*, München 2000.

12 Botcharova, Olga, „Implementation of Track Two Diplomacy", S. 293.

13 Wink, Walter, *The Powers that Be: Theology for a New Millenium*, New York 1998, S. 91 (dt. *Verwandlung der Mächte – eine Theologie der Gewaltfreiheit*, Regensburg 2018).

14 Cosmas, Lam Oryen, „Breaking the Cycle of Violence“, Mennonite Central Committee Peace Office Newsletter 34, Nr. 2, April–Juni 2004.

15 Bailie, Gil, *Violence Unveiled: Humanity at the Crossroads*, New York 1995.

16 *Forgiveness in Conflict Resolution: Reality and Utility, The Northern Ireland Experience*, Woodstock Theological Center Colloquium, Georgetown University, 18. Juni 1997, S. 54.

17 Volkan, Vamik, *Blind Trust: Large Groups and Their Leaders in Times of Crisis and Terror*, Durham 2004, S. 60–62 (dt. *Blindes Vertrauen)*.

18 Ebenda.

19 Diamond, Louise, Institute for Multi-Track Diplomacy, Arlington, https://www.imtd.org/ (aufgerufen am 2.9.2022).

20 Volkan, „Post-Traumatic States“, in: *Psychosocial Healing: A Guide for Practitioners*, S. 81.

KAPITEL 5

KREISLÄUFE DER GEWALT DURCHBRECHEN UND RESILIENZ ENTWICKELN

Das STAR-Modell, Teil III

Ich habe in den Abgrund des menschlichen Bösen geschaut und gesehen, wie tief wir fallen können. Aber paradoxerweise ... begegnet man Menschen, die schmerzlich gelitten haben und zu Recht von Bitterkeit und Rachegelüsten und dem Wunsch nach Vergeltung erfüllt sein könnten. Doch sie sind anders.

Erzbischof Desmond Mpilo Tutu (1931–2021)[1]

Teil III des STAR-Modells, Kreisläufe der Gewalt durchbrechen – Resilienz entwickeln, wie auf Seite 105 zu finden, ist ein Kompass für die gewaltfreie Auseinandersetzung mit Traumata, sodass Beziehungen verändert und die Grundbedürfnisse der Menschen nach Sicherheit und Gerechtigkeit erfüllt werden. Die hier vorgestellten Ideen sind weder perfekt noch vollständig. Sie sind einfach nur Teil der Suche nach effektiven und lebensspendenden Wegen des Umgangs mit einem persönlichen und einem kollektiven Trauma.

Die Reaktionen von Kampf/Flucht, Erstarrung/Zusammenbruch zu überwinden, setzt voraus, dass dem Gehirn/Körper, der Seele, Herz und Geist Aufmerksamkeit geschenkt wird. Peter Levine spricht von Resilienz, Kreativität, kooperativem Geist und dem Triumphgefühl, das diejenigen erleben, die sich einem Trauma stellen und es transformieren.[2] Martha Cabrera beschreibt die Notwendigkeit eines „affektiven und geistlichen Wiederaufbaus" für Einzelpersonen, Gemeinschaften und Gesellschaften, die Gewalt erlebt haben.[3] Paula Gutlove – die Begründerin eines Programms, das eine Verbindung schafft zwischen dem Gesundheitswesen und Konfliktlösung – weist auf die Bedeutung psychosozialer Heilung hin. Damit sind psychosoziale Angebote gemeint, die einer Bevölkerung helfen, nach einem erfahrenen Konflikt stabil und gesund zu funktionieren.[4] Die Psychologin und STAR-Trainerin Donna Minter – Begründerin des Minneapolis Peacebuilding Leadership Institute – ruft dazu auf, die Trauma-Energie in gewaltfreie Kräfte umzuwandeln, anstatt damit neue Kreisläufe der Gewalt zu befeuern.[5]

Die meisten von uns sind mit Gewaltfreiheit als Weg hin zu einer sozialen Veränderung vertraut. Aber wir haben nur ein oberflächliches Verständnis von der großen Bandbreite von Situationen, in denen sie angewendet werden kann; von der Vorbereitung, den Fertigkeiten und Strategien, die dazu nötig sind (Konfliktanalyse, Verhandlung, Bildung von Bündnissen, die strategische Planung gewaltfreier, Taktiken direkter Aktionen, die Fähigkeit, eine breite Teilnahme an der Bewegung zu erreichen, Streitigkeiten zu schlichten, und mehr),[6] und davon, wie effektiv sie sich bisher erwiesen hat. Die statistische Analyse der renommierten Wissenschaftlerinnen Erica Chenoweth und Maria J. Stephan von 323 gewaltsamen und gewaltlosen Widerstandsbewegungen in mehr als 140 Ländern im Zeitraum von 1900 bis 2006 ergab, dass Gruppen, die selbst unter grausamen Regimes gewaltfreien zivilen Widerstand leisteten, um einen Regimewechsel herbeizuführen oder fremde Besatzer zu vertreiben, ihre Ziele fast doppelt so oft erreichten wie Gruppen, die Gewalt einsetzten.[7] (Aktualisierte Daten von 1900 bis 2015 zeigen, dass gewaltfreier Widerstand in 51 Prozent der Fälle zum Ziel führte, gewaltsamer Widerstand in 27 Prozent der Fälle.[8]) Ein wichtiger Faktor für den Erfolg von gewaltfreien Bewegungen war „ihre Fähigkeit, eine große und breit gefächerte Teilnehmerschaft – Frauen, ältere Menschen, Kinder und Menschen mit Behinderungen – zu gewinnen", tatsächlich elfmal mehr Teilnehmende als bei gewaltsamen Bewegungen.

Chenoweth und Stephan fanden heraus, dass sich eine stabile Demokratie viel eher nach einem gewaltfreien Aufstand etablieren kann. Nach einem gewaltsamen Aufstand dagegen ist die Wahrscheinlichkeit groß, dass innerhalb von zehn Jahren ein Bürgerkrieg ausbricht.[9] Und noch eine erstaunliche Erkenntnis: Gewaltfreier Widerstand benötigte im Durchschnitt drei Jahre, um sein Ziel zu erreichen, der gewaltsame Widerstand im Durchschnitt neun Jahre.[10] In Liberia, Nepal und Kolumbien konnten gewaltfreie Widerstandsbewegungen mit einer breiten Basis erfolgreich Druck auf Krieg führende Parteien ausüben, die todbringenden Bürgerkriege zu beenden.[11]

Chenoweths und Stephans Analyse beschäftigte sich auch mit der Frage, warum einige gewaltfreie Bewegungen gescheitert sind – zum Beispiel aufgrund von Spaltungen innerhalb der Führung, mangelhafter Ausbildung in Bezug auf gewaltfreie Taktiken und fehlenden kreativen Strategien, um den Widerstand angesichts von Repressionen aufrecht zu erhalten.[12] Und Chenoweth warnt, dass Regimes – selbst wenn die Bewegung Gewalt meidet, eine breite Basis findet und geschickte

Strategien einsetzt – gerne Uneinigkeit säen, die tödlich sein kann. Sie gibt zu bedenken, dass derjenige gewinnt, der seine Gegner am effektivsten gegeneinander ausspielt („teile und herrsche").[13]

In unseren STAR-Schulungen erleben wir, wie begierig die Teilnehmenden sind, zu lernen, auf Unterschiede und Drohungen zu reagieren, ohne andere Gruppen anzugreifen (Kampf), sie passiv zu meiden, sich an sie anzupassen (Flucht) oder sich auszuklinken (erstarren). Verantwortliche für Zivilgesellschaften in unseren Schulungen wissen aus erster Hand um die verheerenden Auswirkungen von Gewalt und Trauma. Wir glauben, dass wir alle sicherer sein würden, wenn auch nur ein Teil der intellektuellen und finanziellen Ressourcen, die jetzt in die Vorbereitung von Kriegen fließen, dafür eingesetzt würden, um: 1. Trauma und die Kreisläufe der Gewalt sowie die Freisetzung in Körper/Gehirn zu verstehen; 2. alle – auch unsere Verantwortungstragenden – darin zu schulen zu erkennen, wann wir Entscheidungen aus den hypo- oder hyper-erregten Bereichen des Gehirns treffen und nicht mit dem *Social-Engagement*-System/verbindenden Gehirn; und 3. Militärangehörige wie Zivilisten in gewaltfreien Strategien zu schulen, *bevor* eine Krise entsteht.

Das Modell verstehen

Bevor Sie sich in den folgenden Teil vertiefen, empfehle ich Ihnen, sich zunächst Abbildung 8 auf der gegenüberliegenden Seite anzusehen: Die beiden kleinen inneren Kreise sind eine verkürzte Version der Teile I und II des Modells (Trauma-Erfahrung und die Kreisläufe der Gewalt). Die durchbrochenen Linien deuten an, dass es möglich ist, diese Kreisläufe

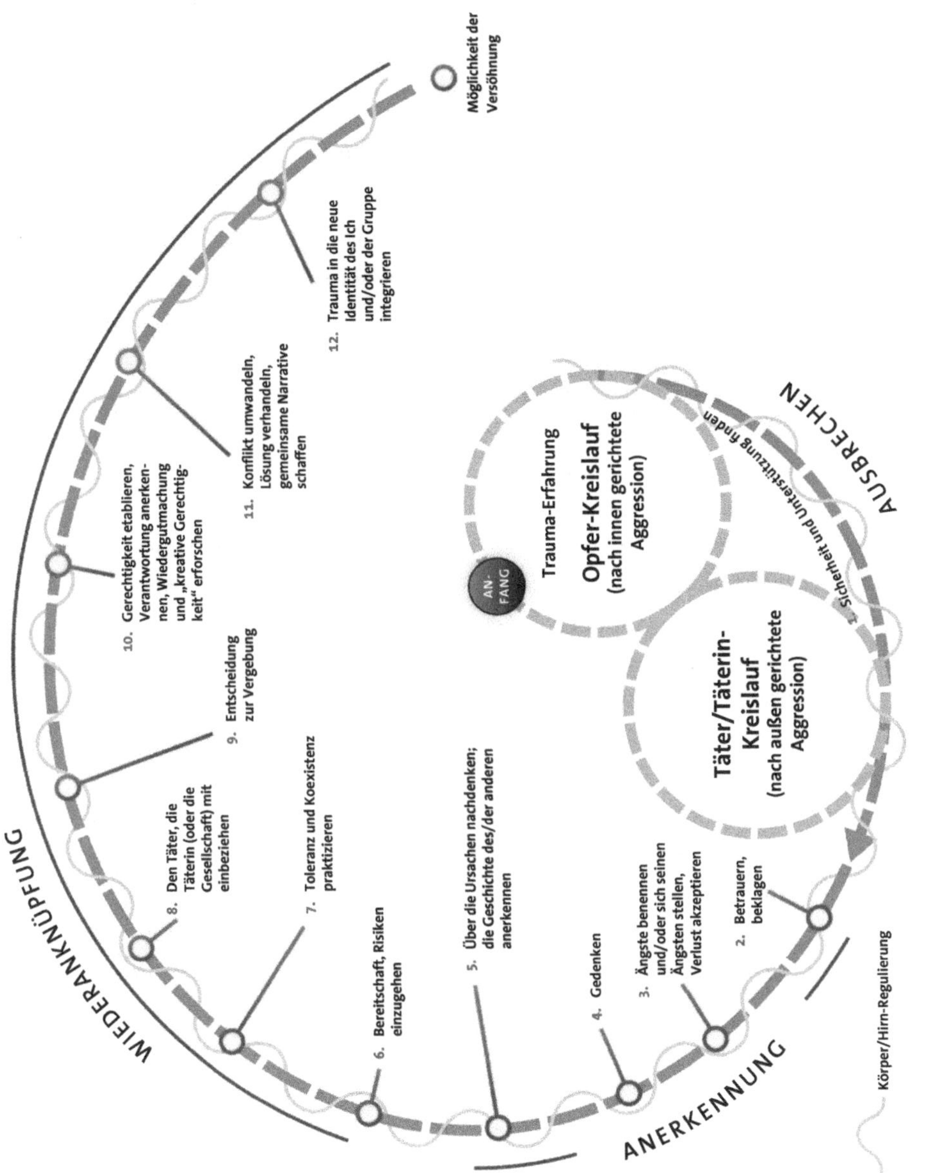

***Abb. 8:** Kreisläufe der Gewalt durchbrechen – Resilienz entwickeln*

[Diese Abbildung finden Sie vergrößert zum Gratis-Download unter trauma.neufeld-verlag.de.]

jederzeit zu durchbrechen, und dass das Diagramm nicht linear verläuft. Die schlangenförmige Linie, die sich um den Kreis herumwindet, soll zeigen, wie wichtig die miteinander verwobenen Körper-Gehirn regulierenden Übungen auf jedem Schritt des Weges sind, um die Effizienz und Effektivität der heilenden Hilfsmittel und Prozesse zu steigern.

Wie die anderen Teile des Modells kann dieses zweidimensionale Diagramm die dynamische Komplexität einer Trauma-Behandlung nicht so darstellen, dass bleibende Sicherheit und Systemveränderungen gewährleistet sind. Auch scheint die jetzt folgende Diskussion vom Persönlichen zum Kollektiven zu springen. Der Grund dafür ist, dass die beiden miteinander verwoben sind – das Persönliche betrifft häufig gesellschaftliche oder soziale Fragen und umgekehrt.

Die „Punkte" auf dem äußeren Kreis sind nummeriert, und zwar nicht etwa, weil der Prozess linear wäre, sondern einfach zur leichteren Bezugnahme. Die schlangenförmige Unendlichkeitsform an sich ist metaphorisch: Der Prozess mag schlangenförmig verlaufen, Monate, Jahre oder sogar Jahrzehnte andauern, oder er kann wie eine Galaxie unendlich sein und uns an Orte führen, die wir uns früher nie hätten vorstellen können. Eine ausführliche Erklärung all dieser Punkte, die miteinander in Wechselbeziehung stehen, würde den Rahmen dieses Buches sprengen. Aber alle fallen unter die drei allgemeinen Überschriften, mit denen wir uns anschließend beschäftigen werden: Ausbrechen (Sicherheit), Anerkennung und Wiederanknüpfung.[14, 15]

Ausbrechen: *Sicherheit (Nr. 1)* in einer traumagenen Welt

Sicherheit ist fundamental wichtig für die Trauma-Bewältigung. Sie kann Bedrohung und Angst sehr wirksam bekämpfen[16] und hilft, die Kreisläufe der Gewalt zu durchbrechen. Das ist keine große Überraschung, denn unser *Social-Engagement*-System und unser verbindendes Gehirn sind online, wenn wir uns sicher fühlen. Tatsächlich ist die Haltung, dass Sicherheit eine Voraussetzung für eine Trauma-Behandlung sei, weit verbreitet.

Aber diese Denkweise wirft eine Frage auf: Wie können wir angesichts von ungerechten Systemen, andauernden Bedrohungen und den vielen Konflikten und der Gewalt in unserer Welt abwarten, bis Sicherheit herrscht, bevor wir ein Trauma behandeln? Denn, wie wir gesehen haben, befeuert unbehandeltes Trauma die Kreisläufe der Gewalt weiter. Gibt es denn auch ohne Trauma-Bewältigung Sicherheit und Frieden? Wie können wir daran arbeiten, heil zu werden, obwohl kein Frieden herrscht?

Viele von uns kennen Menschen, die trotz eines Traumas, trotz Gefahr oder obwohl sie Grund haben, Vergeltung zu suchen, mitfühlend und zugewandt reagieren. Der jüdische Psychiater Viktor Frankl (1905–1997) konnte in einem Konzentrationslager der Nationalsozialisten innere Freiheit erleben.[17] Im Jahr 1999 wurde Lam Cosmas Leiter der Acholi Religious Leaders Peace Initiative, einer interreligiösen Organisation von muslimischen und christlichen Leitenden, die sich zum Ziel gesetzt haben, sich in der immer noch instabilen Region von Uganda für den Frieden einzusetzen. Mary Anderson und Marshall Wallace haben dreizehn Initiativen überall in der Welt entdeckt, die kreative Strategien entwickelten, wie sie sich aus den Kriegen, von denen die angrenzenden Dörfer betroffen waren, heraushalten konnten.[18]

Wie lassen sich die zwanghaften Kampf/Flucht-, Erstarrung/Zusammenbruch-Reaktionen bei Einzelpersonen und Gemeinschaften lösen, und wie kann mutiges und mitfühlendes Handeln inmitten von Bedrohung und Unsicherheit gedeihen? Was befreit den Menschen von Geschichten, die von Neurozeption bestimmt sind, sowie vom Instinkt des unteren Gehirns, sich ausschließlich für das eigene Überleben einzusetzen?

In Workshops zur Friedensarbeit im ehemaligen Jugoslawien setzten sich die Teilnehmenden mit der Zeit auseinander, in der ihr Leben bedroht war und sie nach althergebrachter Meinung das „Recht“ gehabt hätten, sich zu wehren oder zurückzuschlagen. Muslime, Christen und Andersgläubige berichteten von erstaunlich ähnlichen Erfahrungen: „Leise, versteckte Zweifel“ in Bezug auf die Rechtmäßigkeit der Vergeltungsmaßnahmen, die sie in Erwägung zogen, seien an die Oberfläche gekommen. Als sie beschlossen, der „leisen Stimme“ zu folgen und ihre Pläne nicht auszuführen, erkannten sie eine fundamentale Wahrheit: Das schlimmste Übel ist nicht der Tod, das schlimmste Übel ist, die Seele zu betrügen, indem man die innere Stimme ignoriert. Ihnen wurde klar, dass sie die Angst vor dem Tod verloren hatten. Sie erlebten ein tiefes Gefühl der Verbundenheit „mit der Quelle geistlicher Kraft“. Richtiges Handeln trotz der Bedrohung befreite sie von Angst.[19]

Solche Erfahrungen lassen darauf schließen, dass wir durchaus in der Lage sind, dem Drängen unserer Überlebensinstinkte zu widerstehen, selbst wenn keine umfassende körperliche Sicherheit gewährleistet ist. Vielleicht kann unser traditionelles Denken in Bezug auf Sicherheitsbedürfnisse durch neue Fragen neu ausgerichtet werden:

> Welches *Maß* an Sicherheit brauchen wir?

> Welche *Art* von Sicherheit wünschen wir uns?

Was ist, wenn die Heilung auch ohne körperliche Sicherheit einsetzt? Wenn ein sicherer Ort geschaffen wird durch unsere soziale Verwurzelung in einer Gemeinschaft und wir emotional, psychologisch und geistlich in einer Quelle gegründet sind, die größer ist als wir – in einem inneren Ort, einem Ort des Herzens oder der Weisheit? Was ist, wenn Praktiken wie tiefes Atmen, Achtsamkeit, Gebet und die Arbeit mit dem Energiesystem des Körpers Übererregung senken und uns die Leiter des Nervensystems aus der Reglosigkeit und Mobilisierung heraus wieder nach oben steigen lassen? Wenn wir uns somit also öffnen können für neue Möglichkeiten, sogar während die Bedrohung noch andauert? Könnte das Wissen um unsere Ideale und Werte und wofür zu sterben, *aber nicht zu töten,*[20] wir bereit wären, uns eine innere Kraft geben, die uns in diese tieferen Räume außerhalb der Angst gelangen lässt? Ist „gutes Handeln trotz Bedrohung" ein wichtiges Mittel, um die traumatischen Kreisläufe der Opferrolle und Gewalt, die einer langfristigen Sicherheit entgegenstehen, zu durchbrechen, zu verhindern und zu überwinden? Überrascht es den „Feind" und bringt es ihn aus dem Gleichgewicht, wenn wir trotz der Bedrohung „gut handeln"? Bekommt seine Rüstung einen Riss, durch die er unsere Menschlichkeit erkennen kann, und verändert es auch uns aus unserem tiefsten Inneren heraus?

Wenn das so ist, wie können wir diese Fähigkeit fördern und kultivieren, sowohl als Einzelne als auch als Gesellschaft?

> EIN DRITTER WEG: WEDER PASSIVITÄT NOCH GEWALT

In *Die Nacht des neuen Mondes* denkt der Autor Laurens van der Post über seine Erlebnisse in einem Kriegsgefangenenlager im Zweiten Weltkrieg nach. Er berichtet von einem Tag, an dem einer der besonders grausamen Lagerkommandanten einen Wutausbruch bekam, weil die gefangenen Offiziere keine Informationen preisgeben wollten. Er befahl den Männern, sich in einer Reihe aufzustellen. Wüste Beschimpfungen ausstoßend, zerbrach er in seiner Wut einen stabilen Stuhl. Die Offiziere mussten nacheinander vortreten und wurden mit Teilen dieses Stuhles von ihm und seinem Helfer verprügelt und zusätzlich getreten. Die anderen mussten zusehen und darauf warten, dass sie selbst an die Reihe kamen. Van der Post bemerkte alarmiert, dass die Raserei des Kommandanten mit jedem Mann, den er verprügelte, größer wurde, und dass seine Hand wiederholt zu der Waffe an seiner Seite wanderte.

Nachdem van der Post seine Prügel eingesteckt hatte, humpelte er zum hinteren Ende der Reihe. Auf einmal forderte eine Stimme tief in seinem Inneren ihn „mit der Autorität des Lebens selbst“ auf: „Dreh dich um. Geh zurück und lass dich noch einmal verprügeln.“ Diese Stimme, so van den Post, war so beharrlich und eindringlich, dass er ohne zu zögern und alle Vernunft außer Acht lassend, zurückging und sich vor den Kommandanten stellte, der mit erhobenem Knüppel dastand.

Es dauerte einen Augenblick, bis der Kommandant realisierte, dass der vor ihm stehende Offizier dieselbe Person war, die er gerade verprügelt hatte. Er hielt erschrocken inne, seine erhobene Hand erstarrte. Van der Post schreibt: „Ich glaube, auf einmal wurde ihm klar, dass er als Individuum vor einem anderen Individuum steht, nicht vor einem abstrakten und symbolischen Wesen.“

Der Kommandant gab van der Post einen halbherzigen Schlag auf den Kopf und stieß ihn in die Reihe zurück. Dann drehte er sich um und ging davon, gefolgt von seiner Wache.

Nachfolgend einige der Faktoren, die nach Meinung der Teilnehmenden der STAR-Schulung Sicherheit verstärken, selbst inmitten von Unsicherheit und Bedrohung:

- soziale Unterstützung von innen sowie außerhalb der traumaerzeugenden Situation;
- Verwendung von Geist/Köper-Techniken, um Übererregbarkeit entgegenzuwirken und die Funktion des verbindenden Gehirns zu unterstützen;
- das Erlernen effektiver, gewaltfreier und aktiver Möglichkeiten, um vor einer Krise auf die Bedrohung zu reagieren;
- ein tragfähiger Glaube oder eine geistliche Übung;
- positive Leitende (siehe nächster Teil);
- die aktive Bereitschaft, Opferrolle oder Gewalt zu überwinden.

Der Kardiologe Herbert Benson, Begründer des Harvard Mind/Body Medical Institute, beschäftigte sich in seiner Forschung mit Wegen, die Entspannungsreaktion im Körper auszulösen: Wie können wir auf Herausforderungen und Veränderungen so reagieren, dass der Stressreaktion entgegengewirkt und die automatische Mobilisierung von Kampf/Flucht oder Erstarrung im Inneren beruhigt wird? Selbstregulierungsübungen, auch *body-brain* oder *mind-body Tools* genannt, ermöglichen es uns, das innere Gefühl der Sicherheit zu erhalten, selbst wenn wir von einer anderen Person keine Sicherheitssignale bekommen.[21] Möglichkeiten sind unter anderem tiefes Atmen, Bewegungsübungen, wiederholte Gebete, Meditation, Yoga, geführte Imagination, Achtsamkeitsübungen, Tai Chi und progressive Muskelentspannung.[22] Hilfreich empfunden wurden auch Aktivitäten wie Sport, Qigong, Massage, Trommeln, Singen, Tagebuchschreiben, Kunst und Tanz.

Der Trauma-Experte Bessel van der Kolk betont, wie wichtig es ist, sowohl Methoden „von unten nach oben" als auch „von oben nach unten" zu nutzen, um den Auswirkungen eines Traumas zu begegnen. Mit „von unten nach oben" sind die körperzentrierten Methoden gemeint, die uns helfen, Hilflosigkeit, Wut sowie emotionalen und körperlichen Zusammenbruch als Folge eines Traumas zu überwinden. „Von oben nach unten" beschreibt kognitive Erfahrungen – reden, argumentieren und sich wieder neu mit anderen verbinden.[23]

Die Anwendung von Stephen Porges' Polyvagal-Theorie eröffnet uns Möglichkeiten, den Zustand unseres Nervensystems zu bewerten, uns damit anzufreunden, auch wenn die Regulierung nicht stimmt, und mit Hilfe von Selbstregulierung und Koregulation zum Zentrum zurückzukehren.[24] Er weist darauf hin, dass es bei unserer Fähigkeit zur Selbstregulierung nicht nur um Lernfähigkeiten wie Yoga geht, sondern dass auch der Prozess der Koregulation dazugehört: Damit ist der positive Einfluss auf unser eigenes Nervensystem gemeint, der aus gegenseitigen, wechselseitigen, sicheren Beziehungen mit anderen entsteht. Koregulation beginnt, wenn wir in der Beziehung zu unseren ersten Bezugspersonen Sicherheit erleben, und setzt sich fort, wenn wir uns mit Freunden, Angehörigen und anderen Gruppen sicher fühlen.[25] In einem Chor zum Beispiel, oder wenn wir in einer Band ein Instrument spielen oder an einem Freundschaftsspiel teilnehmen, ob nun Basketball oder Badminton. Nach Porges ist Koregulation eine biologische Notwendigkeit für den Menschen,[26] das heißt, unser Überleben hängt von unserer Fähigkeit ab, uns gegenseitig das Maß an Sicherheit zu geben, das sich positiv auf unseren physiologischen Zustand auswirkt. Das erklärt, warum die Dysregulation einer Einzelperson, einer Gruppe oder Gesellschaft durch Angsttaktiken so gefährlich und sogar todbringend ist.

> **Während ihrer Zeit als ehrenamtliche Lehrerin in Norduganda schrieb Esther Harder:**
>
> Mit Fußball wirke ich der Angst entgegen … Wenn wir um die Termitenhügel, Erdlöcher und jungen Bäumchen herumspringen und versuchen, ein Tor zu schießen, ist es viel leichter, sich als ganz normaler Mensch zu fühlen. Die Soldaten stehen immer noch an den Seitenlinien, und die Helikopter schweben über uns, aber im Jubelgeschrei nach einem Tor lockern sich die angespannten Schultern, und das Lächeln erhellt die Dunkelheit.[27]

Ausbrechen: *Sicherheit und die Rolle der Leitenden*

In Zeiten von Krisen und Bedrohungen bestimmt die Art, wie die nationalen und kommunalen Verantwortungstragenden – Präsidenten, Premierministerinnen, Bürgermeister, Geistliche, Lehrerinnen, Leitende kommunaler Initiativen – die Ereignisse deuten, das Narrativ gestalten und angesprochene Bedürfnisse erfüllen, ob sich die Situation noch weiter zuspitzt oder ein gewisser Grad an Vernunft und Ruhe hineinkommt. Dies ist eine Form der Koregulation. Im Gegensatz zu den in Kapitel 4 beschriebenen Merkmalen von destruktiven und heimtückischen Leitenden, finden sich in Volkans Studie auch Eigenschaften von positiven oder „reparativen Verantwortlichen".[28] Sie helfen ihrer Gesellschaft:

- Fantasie von der Realität und die Vergangenheit von der Gegenwart zu unterscheiden;

- Gefahren realistisch zu bewerten, sich ihnen zu stellen und auf Problemlösungen hinzuarbeiten;
- zu lernen, in feindlichen Gruppen und Angreifenden die Menschen zu sehen;
- die Spannung von Paradoxen auszuhalten;
- die Beziehungen zwischen Familien, Sippen und anderen Gruppen, die die Wiederanknüpfung des Einzelnen mit der Wirklichkeit unterstützen, wiederherzustellen;
- die Redefreiheit wertzuschätzen und zu überlegen, was moralisch geboten ist.

Positive Leitende wirken also als „unterstützendes verbindendes Gehirn" bei den ihnen anvertrauten Menschen, damit sie die Leiter hochsteigen können zum *Social-Engagement*-System und nicht in der Kampf/Flucht-Mobilisierung oder der Regungslosigkeit von Erstarrung/Zusammenbruch verharren müssen. Sie bemühen sich um kreative, gewaltfreie Reaktionen auf Krisen und sind weder passiv noch gewalttätig.

Doch was geschieht, wenn die normale Bevölkerung und Verantwortliche der mittleren Ebene selbst durch traumatische Ereignisse Schaden erlitten haben – zum Beispiel durch ein geteiltes Trauma – oder in einem engen ethnischen oder nationalistischen Denken feststecken? Dann könnte ein Rat von einem Gegenüber oder einer externen Gruppe ihnen helfen, eine andere Reaktion auf die Bedrohung zu finden als Kampf/Flucht, Erstarrung oder Zusammenbruch.

Wenn nicht einmal national Verantwortliche vor den Auswirkungen schwer wiegender Ereignisse verschont bleiben, könnten Verbündete des betroffenen Landes oder bestimmte Organisationen die Funktion eines koregulierenden

„unterstützenden verbindenden Gehirns" übernehmen: Die Organisation des Nordatlantikvertrags (NATO), die Afrikanische Union (AU), der Verband Südostasiatischer Nationen (ASEAN), die Organisation Amerikanischer Staaten (OAS) oder die Vereinten Nationen (UN).

Positive, reparative Verantwortliche übernehmen in Zeiten der Krise die Funktion eines unterstützenden verbindenden Gehirns. Aber wenn sie selbst zusammen mit ihrer Gesellschaft von traumaerzeugenden Ereignissen beeinflusst sind, brauchen möglicherweise auch sie jemanden, der ihnen als Ersatz für ihr verbindendes Gehirn dient.

Anerkennung: *Betrauern und beklagen, was uns zugestoßen ist, und Ängste benennen (Nr. 2–4)*

Wir kommen jetzt zu dem Schritt des Anerkennens, unerlässlich für den Heilungsprozess, um Kreisläufe der Gewalt zu durchbrechen und Resilienz aufzubauen. Zwei Fragen werden uns dabei leiten. Die eine stammt aus der Trauma-Arbeit im ehemaligen Jugoslawien,[29] und die andere von Pater Michael Lapsley, einem Neuseeländer, der wegen seines Engagements für ein Ende der Apartheid in Südafrika durch eine Briefbombe beide Hände und die Sehkraft eines Auges verloren hat. Jetzt setzt er sich für die Heilung von Erinnerungen ein.[30]

Sich selbst einzugestehen, was geschehen ist – unsere Geschichte in irgendeiner Form zu erzählen –, ist eine Grundvoraussetzung für Heilung. Einzelpersonen und Gruppen mögen sich dagegen wehren und sagen, sie wollten lieber in die Zukunft schauen und alles hinter sich lassen. Doch wenn das Geschehene nicht in irgendeiner Form betrauert und anerkannt wird, werden sich Trauer und Trauma in ungesunden, destruktiven Kreisläufen der Gewalt äußern. Die Unterstützung der Familie, der Gemeinschaft und der Kultur machen das Anerkennen möglich. Manchmal können Experten von außen die Sicherheit bieten, die nötig ist, um die eigenen Geschichten preiszugeben, vor allem, wenn Vertrauen beeinträchtigt ist.

Nach Lapsley gibt es drei Fragen, denen wir uns stellen müssen, wenn wir heil werden wollen. Die erste hat zu tun mit dem Anerkennen unserer eigenen Geschichte: *Was ist mir/uns angetan worden?* Damit wird der Prozess in Gang gesetzt, um Isolation, Schweigen, Angst, Scham und/oder dem unaussprechlichen Schrecken unseres Traumas entgegenzuwirken. Erstarrte Emotionen werden freigesetzt und es entsteht die Möglichkeit, zu trauern und zu klagen.

Manchmal verspüren wir den Wunsch, über das, was geschehen ist, zu reden oder es sogar laut hinauszuschreien. Dann wieder verhindern Angst vor Überforderung und Scham, dass wir den Mund aufmachen. Es gibt auch andere Möglichkeiten, ein Trauma anzuerkennen, nicht nur durch Worte. Eine wachsende Zahl Trauma-Experten ist der Meinung, dass es unmöglich ist, ein Trauma umfassend zu behandeln, Heilung zu finden und eine gesunde Zukunft aufzubauen, wenn wir beim Reden darüber nicht Körper-Gehirn-Aktivitäten nutzen.[31, 32, 33, 34, 35]

Kunst, Musik, Tanz, Theaterspielen, Schreiben, Gebet, kulturelle Rituale und reinigende Zeremonien sind Möglichkeiten, unserer Geschichte eine Stimme zu verleihen. Massage und andere Formen von Körperarbeit lösen die durch unsere Traumawunden verursachten Spannungen des Nervensystems und können in Gemeinschaftseinrichtungen gelehrt und praktiziert werden.[36] Emotional Freedom Technique (EFT)[37] und Thought Field Therapy (TFT)[38] sind zwei evidenzbasierte Möglichkeiten, das Geschehene durchzuarbeiten. Dabei wird die Trauma-Energie beunruhigender Erinnerungen, Emotionen und zwiespältiger Denkprozesse gelöst, ohne viele Worte zu gebrauchen. Beide Praktiken können von fast jedem erlernt und angewendet werden, sogar von Kindern. Bei der Trauma Release Exercise (TRE)[39] schüttelt der Körper die Energie buchstäblich ab. Diese Übung kann für sich allein oder in Gruppen durchgeführt werden. In vielen Kulturen gibt es Rituale und Zeremonien, die einen Weg für einen ähnlichen Prozess in einer Gemeinschaft aufzeigen.

Fachleute für Trauma-Bewältigung betonen immer wieder, wie wichtig es ist, Erinnerungen stufenweise zu öffnen, um sicherzustellen, dass wir durch unsere Gefühle nicht wieder in Übererregung gestürzt werden.[40, 41, 42, 43, 44] Peter Levine bietet praktische Anleitung, wie die eigene Geschichte in gangbaren Schritten erzählt werden kann, wie man sich zwischen Behagen und Unbehagen bewegt, um ganz allmählich ein hyperaktives Nervensystem zu deaktivieren und eine Re-Traumatisierung zu vermeiden.[45] Eye Movement Desensitization and Reprocessing,[46] eine Methode, die von Fachleuten für psychische Erkrankungen angewendet wird, ist eine sanfte und effektive Technik für den Umgang mit beunruhigenden Erinnerungen und Flashbacks. Eine Gedenkstätte (Nr. 4), ein konkretes Symbol für Trauma und Verlust, bietet einen Ort für die Trauer und den Trost, dass das, was geschehen ist, öffentlich anerkannt und nicht vergessen wird.

Das Anerkennen dessen, was uns zugestoßen ist, und die anschließende Trauerarbeit helfen uns, zu akzeptieren, dass das Leben nie mehr dasselbe sein wird. Sich der Möglichkeit einer „neuen Normalität“ zu stellen, kann eine Fülle

> **DIE ANWENDUNG VON KÖRPER-GEHIRN-AKTIVITÄTEN UND DIE LÖSUNG EINES TRAUMAS AUF KOLLEKTIVER UND STRUKTURELLER EBENE**

Ein sehr eindrückliches Beispiel ist das Buch *My Grandmother's Hands: Racialized Trauma and the Pathway to Mending our Hearts and Bodies* des Aktivisten und Sozialarbeiters Resmaa Menakem. Geschrieben wurde es für ein amerikanisches Publikum. Im Mittelpunkt stehen Menschen mit weißer Hautfarbe, mit schwarzer/dunkler Hautfarbe sowie Sicherheitsorgane wie zum Beispiel die Polizei.

Aber die von Menakem präsentierten Prinzipien und Hilfsmittel in Teil II (*Remembering Ourselves*) und Teil III (*Mending Our Collective Body*) lassen sich auch auf andere gegenwärtige und historische Traumata übertragen.

Warum sind Menakem und andere der Meinung, es würde etwas bewirken? Weil somatische Therapien (des Körpers) das Leben von Menschen, die ein Trauma erlebt haben, verändert haben. Organisationen wie das Green String Network in Ostafrika (https://www.green-string.org) sammeln Daten in Bezug auf Veränderungen durch die Anwendung einer angepassten, kontextualisierten Version von STAR in Ländern, Kommunen und Sippen, in denen Konflikte festzustellen sind. „Diese Arbeit", sagen sie, „macht das Unmögliche möglich."

von Ängsten in Bezug auf die Zukunft schaffen – Ängste, die benannt und realistisch angegangen werden müssen. Denn sonst bleiben Einzelpersonen oder Gruppen leicht empfänglich für Trigger, die sie von der Leiter des Nervensystems stürzen lassen und wieder in den Niedrigmodus der Opfer-oder-Aggressor-Kreisläufe zurückwirft.

Das Anerkennen unserer Geschichte geschieht in der Regel nicht von einem Augenblick zum nächsten, sondern entfaltet sich im Laufe von Monaten und Jahren. Oft wird ein Teil der Geschichte zurückgehalten, entweder bewusst oder unbewusst (mehr dazu im nächsten Abschnitt). Und der Prozess des Anerkennens ist nicht damit zu Ende, dass wir uns dem stellen, was uns oder unserer Gruppe zugestoßen ist. Tatsächlich kann der erste Teil des Anerkennens die Intensität der Frage: „Warum ich?“ oder: „Warum wir?“ noch verstärken. Die Qual dieser universellen Schreie voller Schmerz spiegelt die tiefe Sehnsucht wider, das Geschehene zu verstehen und einen Sinn darin zu erkennen. Doch wenn wir bei diesen häufig nicht beantworteten Fragen stehen bleiben, bleiben wir von unserem *Social-Engagement*-System abgetrennt, was in uns große Wut auf den Verursacher oder die Verursacherin und auf alles, was mit ihm oder ihr in Verbindung steht, erzeugt.[47]

Die Teilnehmenden der Jugoslawien-Workshops fanden es hilfreich, diese Fragen: „Warum ich/wir?“ umzuformulieren in: „Warum sie? Warum haben sie es getan und warum haben sie es mir/uns angetan?“[48] Dies öffnet den Weg zu einer Suche nach den Ursachen, zu einem Prozess der Konflikttransformation. Das führt nun zum zweiten Teil des Anerkennens: der Erkenntnis, dass auch „der andere“, der Feind, der Täter oder die Täterin eine Geschichte hat.

Anerkennung:
Die Geschichte „des anderen“ anerkennen (Nr. 5)

Es ist durchaus verständlich und menschlich, dass wir gern beim Anerkennen *unserer* Geschichte stehen bleiben. Den nächsten Schritt zu tun und die Geschichte derer anzuschauen, die uns verletzt haben – ob nun ein Angehöriger, eine andere ethnische Gruppe oder ein anderes Land –, ist weder leicht noch natürlich oder bequem. Unsere Frage: „Warum ich/wir?“ zu Neugier werden zu lassen und uns für „den anderen, die andere“ zu interessieren, erfordert Mut. Das ist vermutlich die schwerste Aufgabe, die sich uns als Menschen je stellt.

> **DAS BEMÜHEN, ZU VERSTEHEN, BEDEUTET *NICHT* ZWANGSLÄUFIG, ZU BILLIGEN, WAS GESCHEHEN IST.**

Bei unserem Bemühen, das Geschehene anerkennen zu können, helfen uns als Einzelpersonen oder als Gruppen Körper-Gehirn-Übungen zur Selbstregulierung und Koregulation dabei, Informationen zu überdenken, die unsere eigene Geschichte infrage stellen oder im Widerspruch zu ihr stehen. Diese Übungen können verhindern, dass wir zu schnell in Verteidigungshaltung gehen (Kampf) oder uns abschotten (Flucht/Erstarrung). Es darf kein Zweifel daran bestehen: Das Bemühen darum, zu begreifen, was geschehen ist, bedeutet *nicht* notwendigerweise, dass wir das Geschehene billigen. In den Nachwehen der Anschläge vom 11. September 2001 mischte sich in diese „Warum wir?“-Fragen sehr schnell die Frage: „Warum hassen sie uns?“ Dies war ein Schrei nach Antworten, nach Informationen, die helfen sollten, den Sinn in dem, was geschehen war, zu erkennen.

Die Frage: „Warum sie?“ erfordert mehr als schnelle, oberflächliche Antworten. Sie erfordert ein tiefes Wissen um die eigene Geschichte, zu dem auch eine Perspektive von den Rändern her sowie auch ihre dunkle Seite gehört, die wir lieber ignorieren. Es geht um die intensive Auseinandersetzung mit der Geschichte „des oder der anderen“, die sich nicht auf kurze Medientexte beschränkt. Wenn wir die Jahrzehnte oder sogar Jahrhunderte andauernde Geschichte „des oder der anderen“ kennen, kann uns das helfen, gegenwärtige Ereignisse zu verstehen. Möglicherweise werden wir nie in der Lage sein, alles umfassend zu begreifen. Aber häufig kommt dabei zum Vorschein, dass unser Feind, unsere „andere“ aus Wut, Angst und sogar aus Hilflosigkeit heraus gehandelt hat, weil er oder sie selbst Unrecht erlitten hat, zum Opfer gemacht und traumatisiert wurde – manchmal sogar von uns oder unserer Gruppe.

> Der Prozess der Konflikttransformation beinhaltet, von der Frage: „Warum wir?" weiterzugehen zur Frage: „Warum sie? Warum haben sie es getan, und warum haben sie es mir/uns angetan?"

Auf keinem Fall entbindet diese Frage unser Gegenüber von der Verantwortung für Aggression, Diskriminierung oder Gräueltaten. Es liegt in der Verantwortung „des oder der anderen", wie er oder sie auf seine bzw. ihre gegenwärtigen oder historischen Traumata reagiert, so, wie wir verantwortlich sind für unser Handeln und unsere Reaktionen auf eine Bedrohung unserer Sicherheit, auf einen Angriff, auf Misshandlung und uns zugefügtes Leid.

Wenn wir uns in unsere eigene Geschichte und die „des oder der anderen" vertieft haben, sind wir bereit, uns mit Lapsleys zweiter und dritter Frage in Bezug auf das Anerkennen auseinanderzusetzen, die durchaus eine Herausforderung für uns darstellen. (Bitte lesen Sie unbedingt die Warnung darunter.)

2. *Was habe ich/was haben wir anderen angetan?*
3. *Was habe ich/was haben wir versäumt?*

Achtung: Der Zeitpunkt, um diese Fragen zu stellen, sollte mit Bedacht gewählt werden. In einigen Situationen sind sie unangebracht, zum Beispiel bei Kindesmissbrauch oder häuslicher Gewalt. Doch für Überlebende auf dem Weg der Bewältigung eines Kindheitstraumas sind sie für die Auseinandersetzung mit ihren Reaktionen *als Erwachsene* wichtig. Und für Einzelpersonen und Gruppen, die nicht gerechtfertigte Angriffe oder strukturelle Ungerechtigkeit erlebt haben, könnten sie hilfreich sein bei der Auseinandersetzung mit der Frage, wie ihr nicht behandeltes Trauma sie zu nach innen und außen gerichteten Kreisläufen der Gewalt verleitet.[49]

> **FRAGEN DES ANERKENNENS**

*Was wurde mir/uns angetan?**

*Warum ich/wir?***

(Das sind Fragen, die häufig nicht beantwortet werden können, darum fragen Sie lieber:)

*Warum sie? Warum haben sie mir/uns das angetan?***

*Warum habe ich/haben wir anderen das angetan?**

*Was habe ich/haben wir zu tun versäumt?***

Quellen: Fr. Michael Lapsley und Olga Botcharova***

Die Auseinandersetzung mit der Geschichte öffnet uns die Augen für den breiteren Kontext eines gegenwärtigen Ereignisses und für die Komplexität des Lebens. Es macht uns bewusst, dass der Abschnitt der Geschichte, mit dem wir uns beschäftigen, und die Perspektive, aus der heraus wir sie uns anschauen, bestimmt, wer „Opfer" oder „Täterin/Täter" genannt wird. Sie führt uns dazu, dass wir offen Heuchelei und eigene sowie die Übertretungen unseres Landes anerkennen können.[50]

Anna erzählt von sich:

Ich sagte zu mir: „Anna, du bist wirklich sehr wütend." Es war eine tief sitzende, körperliche, sehr ausgeprägte Wut. Und dann wurde mir klar, dass dies dieselbe Wut ist wie die der Männer, die die Flugzeuge in die Gebäude gesteuert haben; eine hilflose, verzweifelte Wut, die eine Veränderung herbeiführen will. Wow! Ich wusste, ich musste nach den Anschlägen vom 11. September 2001 diesen Weg zu Ende gehen. Ich musste so viel wie möglich erfahren über das, was für andere Menschen so schmerzlich war, dass sie ihren Bedürfnissen nur auf diese Weise Ausdruck verleihen konnten. Und ich bin noch immer nicht fertig damit.

Die Auseinandersetzung mit Lapsleys Fragen macht in uns den Weg frei, unsere eigenen dunklen Seiten, unsere Unzulänglichkeiten und unser eigenes Versagen zu erkennen. Wir können uns unserer ganzen Geschichte stellen und sie anerkennen, die guten und die schmerzlichen Aspekte – ihren Wert, die Heldentaten, das Opfer, den Schmerz, die Angst, die Resilienz, den Verrat, die Demütigungen, Unzulänglichkeiten, Gräueltaten und Geheimnisse, die Gelegenheiten, wo wir uns schuldig gemacht haben, und die Dinge, die wir nicht ans Licht kommen lassen wollen. Der Prozess konfrontiert uns mit unseren eigenen Vorurteilen und Zwiespältigkeiten. Er hilft uns, den dämonisierten Feind wieder Mensch werden zu lassen. Und er erschüttert vereinfachte, polarisierende Darstellungen von *Gut gegen Böse*, in denen gerne anderen die Schuld zugewiesen wird und Kreisläufe der Gewalt zementiert werden. Sie öffnen uns für neue und befreiende Geschichten.

Dieser Prozess, sowohl uns selbst als auch „den anderen, die andere" aus einer komplexeren Perspektive zu betrachten, kann sich über Monate oder sogar Jahre hinziehen. Er stellt eine tiefgreifende Veränderung in der Identität dar und ist leichter, wenn eine gewisse psychologische Sicherheit gewährleistet ist. Während wir mehr über „den anderen, die andere" erfahren, verwandeln sich unsere Wut und Hass in Verständnis und sogar Mitgefühl, in ein Gefühl der Nähe und Demut.[51] Körper-Gehirn-Übungen können Scham und Demütigung abschütteln, Reinszenierungen können nachlassen. Die Auswirkungen von Traumata über die Generationen hinweg können beendet werden, künftige Generationen können von ihrer Last befreit werden.

Die nicaraguanische Psychologin Martha Cabrera beobachtete, dass eine tiefgreifende Veränderung geschah, wenn Menschen, die ein Trauma durchlebt hatten, anfingen, ihre persönliche und nationale Geschichte zu rekonstruieren, darüber zu reden und nachzudenken und sie zu akzeptieren. Trotz allen Leidens fanden sie Bedeutung und Sinn in dem, was sie durchlebt hatten, und in der Persönlichkeit, zu der sie geworden waren. Dieser Prozess half ihnen, mit einer positiven Einstellung weiterzugehen.[52]

Das Anerkennen eines Traumas ist ein kraftvoller Prozess. Denken Sie an eine Gelegenheit, wo jemand Ihren Standpunkt, Ihr Leiden, die Ungerechtigkeit gegen Ihr Land anerkannt hat. Ihre eigene und die Geschichte „des anderen, der anderen" anzuerkennen, erfordert Verletzlichkeit und Mut. Was für ein Geschenk an uns und andere! Das Anerkennen fördert die Heilung, bereitet uns darauf vor, Risiken aktiv und überlegt anzunehmen, wie es noch kurze Zeit zuvor undenkbar gewesen wäre. Das ist geistliche Arbeit der tiefsten Art und kann wahrhaft eine Veränderung schaffen.[53]

Sich der Vergangenheit, der Realität der Gegenwart und den Herausforderungen der Zukunft zu stellen, bereitet den Weg für persönliche Entwicklung nach einem Trauma.

Wiederanknüpfung: *Wechselbeziehung erkennen, Risiken eingehen (Nr. 6–8)*

Mit dem Verständnis der Geschichte geht ein Bewusstsein für die Vernetzung der Menschen, Kulturen und Nationen untereinander und ihre wechselseitige Abhängigkeit voneinander einher. Dieses Bewusstsein könnte dazu führen, dass wir offen dafür werden, eine Beziehung zum und zur anderen zu riskieren. Die Bereitschaft, ein Risiko einzugehen, ist keine Aufforderung, sich selbst Gefahren auszusetzen oder in einer missbräuchlichen Situation zu verharren.[54] Einzelpersonen, Gemeinschaften oder Nationen müssen entscheiden, wie groß das Risiko sein soll, das sie eingehen wollen, und niemand sollte zu so etwas gezwungen werden. Wenn ehemalige Feinde einander begegnen, können alte Erinnerungen und Gefühle wieder an die Oberfläche kommen und starke Emotionen auslösen. Einzelpersonen und Gemeinschaften sollten vor, während und nach der Begegnung auf die selbstregulierenden Hilfsmittel von Gehirn-Körper-Aktivitäten zurückgreifen, die sie auch früher schon eingesetzt haben. Die Unterstützung von Fachleuten kann sinnvoll sein.

Trauma-Forscher Bessel van der Kolk empfiehlt zerstrittenen Gruppen, die wissen wollen, welche Gehirn-Körper-Aktivitäten hilfreich wären, Übungen wie Qigong und Yoga, obwohl es dazu noch keine Studien gibt.[55] Beobachten Sie, welche Praktiken zur Selbstregulierung und Entspannung die

Menschen in Ihrem Umfeld bereits anwenden, während Sie sich Ihrem Trauma stellen. Patricia Mathes Cane macht mit Menschen unterschiedlichster Herkunft und aus allen Schichten, die von Traumata und Konflikten betroffen sind, entspannende Übungen. Diese Übungen hat sie aus verschiedenen Teilen der Welt zusammengetragen.[56] Das Training hilft der Gehirnfunktion, integriert zu werden und zu bleiben, selbst in den herausforderndsten Begegnungen.

Wie die Begegnung mit „dem oder der anderen" stattfindet, wird je nach Situation ganz unterschiedlich aussehen. Wenn das begangene Unrecht persönlicher Natur ist, kann eine Begegnung unter vier Augen stattfinden (wenn das angemessen sicher ist) oder mit einem unabhängigen Vermittler. In einigen Kulturen findet ein Austausch durch Unterhändlerinnen oder in Gemeinschaftsprozessen statt.

Auf einer gesellschaftlichen Ebene bieten die Wahrheits- und Versöhnungskommissionen einigen Opfern die Möglichkeit, in einem öffentlichen Forum ihre „Wahrheit" zu erzählen, Antworten zu finden und Entschuldigungen zu hören. In Südafrika waren Opfer auch in der Lage, das Zeugnis von Täterinnen und Tätern zu hören. Obwohl nur in wenigen Fällen eine direkte Begegnung zwischen den beiden Seiten ratsam war, wurden in den Anhörungen häufig wichtige Bedürfnisse angesprochen, und sie dienten dazu, „den anderen, die andere" wieder Mensch werden zu lassen.

Der normale Mensch braucht nicht darauf zu warten, dass offizielle Friedensverträge unterzeichnet werden, um in einem Konflikt mit der anderen Seite zusammenzutreffen. Initiativen wie Seeds of Peace[57] bringen junge Leute von beiden Seiten eines Konflikts zusammen. Ein Tagungshaus im schweizerischen Caux bietet seit dem Ende des Zweiten Weltkriegs Gegnerinnen und Gegnern inoffiziell einen Ort der Begegnung.

Im Sudan wurde ein Nähkurs ins Leben gerufen für Frauen von beiden Seiten des Konflikts. In den Vereinigten Staaten bringt die Organisation Coming to the Table die Nachkommen der ehemaligen Sklavinnen und Sklaven mit den Nachkommen der ehemaligen Sklavenhalter zusammen. Ziel dieser Begegnungen ist die Auseinandersetzung mit den noch immer bestehenden Auswirkungen der Sklaverei.[58]

Nicht immer ist eine Begegnung mit dem Täter, der Täterin möglich. Nach den Anschlägen vom 11. September waren die Entführer der Flugzeuge tot, und ein Treffen mit anderen Mitgliedern von Al Qaida war keine Option. Die Organisation „September 11th Families for Peaceful Tomorrows" wurde von Menschen ins Leben gerufen, die bei den Anschlägen Angehörige verloren hatten. Einige von ihnen reisten nach Afghanistan oder in den Irak, um ihre Geschichte zu erzählen und zusammen mit Zivilisten vor Ort, die im „Krieg gegen den Terror" Angehörige verloren hatten, zu trauern. Ihr Ziel ist, Trauer in Frieden umzuwandeln. Als Fürsprechergruppe setzen sie sich weiter für Gewaltlosigkeit und gegenseitiges Verständnis ein sowie dafür, die Kreisläufe der Gewalt zu durchbrechen.[59]

Wenn Nachbarn Leid verursachen, kann es besonders schwierig sein, über ein oberflächliches Verstehen hinauszugehen, um Sicherheit zu finden. Hilfreich für diesen Prozess ist, sich die Geschichte des oder der anderen vor Augen zu stellen, sich Hilfe von außen zu holen und sich zu bemühen, zu verstehen, wie die individuelle und kollektive Erinnerung geprägt ist durch Fakten, Wahrnehmung und Neurozeption. Die Organisation Fambul Tok (Familiengespräch) aus Sierra Leone hat Gemeinschaftsprozesse entwickelt, um Heilung und Versöhnung zwischen Nachbarländern, die während eines Bürgerkrieges zu Feinden wurden, zu fördern.[60]

Der Konflikttransformationsprozess der Begegnung findet nicht statt, um Leiden als Waffen gegeneinander einzusetzen, sondern um Verständnis und Mitgefühl zu stärken.[61, 62] Das Gehirn bildet, wie wir gesehen haben, buchstäblich neue Nervenbahnen aus, wenn wir die Entscheidung treffen, eine neue Verhaltensweise einzuüben. Gesunde Begegnungen wirken der Hilflosigkeit und Lähmung von traumatisierenden Ereignissen entgegen. Sie wirken der eingeübten Reaktion auf stressige Trigger entgegen, die das Gefühl, die Kontrolle und eine Verbindung zu haben, noch zusätzlich schwächen.[63] Etwas Kraftvolles geschieht, wenn wir uns von Angesicht zu Angesicht begegnen. Diese Kraft zeigt sich körperlich. Stephan Porges fand heraus, dass positives *Social Engagement* das Nervensystem beruhigt und ihm hilft, die Kampf-Flucht-Mobilisierung zu verlassen.[64, 65, 66]

> WENN WIR DEN ENTSCHLUSS FASSEN, EINE NEUE VERHALTENSWEISE EINZUÜBEN, BILDET DAS GEHIRN NEUE NERVENBAHNEN AUS.

> In der persönlichen Begegnung stellen wir fest,
> dass wir tatsächlich zu derselben Familie gehören,
> die irgendwie zerbrochen ist.
>
> *Rev. Kenneth Newell, Nordirland*[67]

Begegnungen mit „dem oder der anderen" können dazu führen, dass wir eine gemeinschaftliche Verantwortung dafür empfinden, die Zukunft umzugestalten und Harmonie auf allen Ebenen zu erneuern. Kreative Ideen fließen, wir spüren, dass unsere Widerstandskraft wächst. Dieser Prozess wirkt ansteckend. Wir entdecken das revolutionäre Paradox, dass wir selbst uns sicherer fühlen, wenn wir die gegenseitige Sicherheit fördern, von Freund und Feind gleichermaßen. Emotionen, die uns sonst heruntergezogen haben, bauen uns jetzt auf,[68] befeuern individuelle und gemeinschaftliche Bemühungen, die soziale Landschaft umzuwandeln und die Bedürfnisse nach Sicherheit und Gerechtigkeit zu erfüllen.

Lam beobachtet:

> *Ja, im Busch liegen immer noch Rebellen auf der Lauer, und das Gebiet ist immer noch nicht sicher. Erst kürzlich haben sie einen unserer Priester überfallen, und drei Menschen starben. Vor nicht allzu langer Zeit haben sie einer Frau die Finger abgeschnitten. Aber einige sind aus dem Busch herausgekommen … und sie wurden wieder in die Gemeinschaft integriert. Diese Rebellen, das sind unsere früheren Feinde. Aber ich treffe mich mit ihren Anführern und helfe ihnen, Verdienstmöglichkeiten zu generieren, ich helfe bei Organisation und Buchhaltung. Eines Tages kam der Anführer der Gruppe zu mir und sagte: „Ich habe gehört, dass du einen öffentlichen Workshop zum Thema Frieden anbietest. Denkst du nicht, dass auch wir einen Workshop zum Thema Frieden brauchen?“ Und jetzt werde ich einen Workshop für sie abhalten. Wir werden uns auf das Thema der zwischenmenschlichen Beziehungen konzentrieren. Das wird ihren Wiedereingliederungsprozess unterstützen.*

Wiederanknüpfung: ***Eine bewusste Entscheidung, zu vergeben (Nr. 9)***

Für einige ist Vergebung in der Zeit nach einem schlimmen Verbrechen ein Unwort. Tatsächlich wird das Bemühen um Vergebung wie eine Last erscheinen und mehr Unheil anrichten als Gutes bewirken, wenn Vergebung so gedeutet wird, dass vergessen werden soll, was geschehen ist: Vergebung bedeutet nicht, dass auf Gerechtigkeit verzichtet werden muss. Sie ist weniger eine moralische oder religiöse Pflicht, sondern eine Möglichkeit, die Hoffnung schenkt.

> VERGEBUNG BEDEUTET *NICHT* VERGESSEN ODER GERECHTIGKEIT AUFZUGEBEN.

Vergebung ist besonders schwierig, wenn Gewalt andauert oder wenn Leid nicht anerkannt wird. Wer aber die Bitterkeit erlebt hat, die Einzelne und Gruppen überwältigen kann, während sie sich in einem endlosen Kreislauf aus Opferrolle und Gewalt drehen, dem wird deutlich, dass Menschen ein höheres Ziel brauchen als Strafe oder Rache, selbst angesichts von großem Leid.[69]

Vergebung bietet die Möglichkeit, sich von dem Gift der Bitterkeit zu befreien. Das bedeutet nicht, das Streben nach Gerechtigkeit aufzugeben, sondern die Kreisläufe von Rache und Vergeltung zu durchbrechen, um eine Gerechtigkeit anzustreben, die für Opfer wie Täterinnen und Täter gleichermaßen erneuernd ist – eine Gerechtigkeit, die die Basis für Versöhnung legen kann.

Vergebung wird leichter, wenn unser Schmerz von anderen anerkannt wurde, vor allem von „dem oder der anderen“, dem Aggressor oder der „Feindin“. Doch wenn unsere Vergebung an Bedingungen geknüpft ist – wenn wir warten, dass diejenigen, die uns verletzt haben, den ersten Schritt zur Versöhnung tun, bevor wir vergeben –, dann werden wir uns nie aus ihrer Macht befreien können. *Wir* beschließen, ob wir den Weg der Vergebung beschreiten wollen, ungeachtet *ihres* Handelns oder *ihrer* Reaktionen.

> MENSCHEN BRAUCHEN EIN HÖHERES ZIEL ALS STRAFE ODER RACHE.

Vergebung bekommt eine neue Bedeutung, wenn wir vor der harten Arbeit beider Seiten des Anerkennens nicht zurückscheuen, „den anderen, die andere" wieder Mensch werden zu lassen, indem wir seine oder ihre Geschichte anerkennen (Nr. 5). Die Bezeichnung „Opfer" und „Täterin/Täter" wird, wie wir gesehen haben, häufig durch den speziellen Teil der Geschichte bestimmt, den wir betrachten. Darum sind in vielen Fällen wechselseitig Handlungen der Anerkennung angebracht wie Reue, Bedauern und Vergebung. Religiöse Führungspersonen sowohl in Großbritannien wie auch in Irland haben zum Beispiel ihrem Bedauern Ausdruck verliehen und sich gegenseitig um Vergebung für ihre Rolle in dem Konflikt gebeten.[70]

> Aufrichtige Vergebung wird in Gemeinschaft erreicht. ... Es ist die Geschichte an sich, die sich selbst als Gnade zeigt, und sie kann nur in Wahrheit vollendet werden. Diese Wahrheit ist jedoch nicht nur ein reines Wissen. Es ist Anerkennung. Es ist Verarbeitung, und es ist harte Arbeit.
>
> *Hannah Arendt*[71]

In der Vergebung sind das Intrapersonelle, das Interpersonelle und das Gemeinschaftliche auf vielschichtige Weise miteinander verflochten. Der Ethiker Donald Shriver beschreibt Vergebung in einem politischen Kontext als einen „Akt, der moralische Wahrheit, Duldsamkeit, Empathie und Hingabe miteinander verbindet, um eine zerbrochene Beziehung zu heilen.“[72]

> WENN WIR UNSERE BEREITSCHAFT ZUR VERGEBUNG AN BEDINGUNGEN KNÜPFEN – WENN WIR WARTEN, BIS DIEJENIGEN, DIE UNS VERLETZT HABEN, SCHRITTE AUF VERSÖHNUNG HIN MACHEN, BEVOR WIR SELBST ZUR VERGEBUNG BEREIT SIND –, DANN BLEIBEN WIR FÜR IMMER IN IHREN FÄNGEN.

Im Woodstock Center der Georgetown Universität fanden einige Tagungen statt, um der Frage nachzugehen, wie dem theoretischen Begriff der Vergebung auf nationaler Ebene empirisch messbare Merkmale zugeordnet werden können. Die Teilnehmenden waren sich darin einig, dass Vergebung durch Handeln auf der persönlichen, kulturellen und politischen Ebene aufgebaut werden muss. Regierungsverantwortliche und führende Personen der Zivilgesellschaft in Positionen mit symbolischer Autorität haben die wichtige Aufgabe, die Gesellschaft zur Vergebung zu führen und später Offenheit für kreative Versöhnung zu schaffen.[73] Von Ländern wie Ruanda oder Sierra Leone, wo Überlebende und Täter und Täterinnen des Völkermords häufig sehr eng beieinander leben, können wir viel lernen. Aus Mangel an Alternativen müssen sie einen Weg finden, gemeinsam weiterzugehen. Bei dem Prozess ist Vergebung in unterschiedlichen Abstufungen unerlässlich.[74, 75]

Vergebung kann auch eine Entschädigung beinhalten. Mit dem Bewusstsein dafür, welch großes Unrecht wir anderen angetan haben, wächst die Erkenntnis, dass wir Verantwortung übernehmen und – so weit das möglich ist – Wiedergutmachung leisten müssen durch finanzielle Leistungen oder andere Arten der Unterstützung, um das begangene Unrecht zu kompensieren. Dies kann durch Einzelpersonen oder gemeinschaftlich geschehen. Gemeinschaftliche Verantwortung braucht nicht auf einer nationaler Ebene übernommen zu werden, sie braucht auch nicht vom Staat gestützt zu sein. In den vergangenen Jahren haben die Vereinigten Staaten begonnen, die Rolle der versklavten Menschen beim Aufbau ihrer Institutionen aufzudecken. Einige haben als Wiedergutmachung Stipendienfonds eingerichtet. Jede und jeder von uns kann Wege finden, eine Zukunft zu schaffen, die anders ist als die Vergangenheit.

Wiederanknüpfung: *Nach Gerechtigkeit streben (Nr. 10, Nr. 11)*

In einer vollkommenen Welt beginnt Gerechtigkeit bei den Tätern und Täterinnen – ob nun Einzelpersonen, Gruppen oder Regierungen. Sie gestehen ihre Schuld ein, entschuldigen sich öffentlich, bieten Entschädigung an und setzen sich dafür ein, dass sich die Ereignisse nicht wiederholen.

Aber leider leben wir nicht in einer vollkommenen Welt. Und leider ist auch Gerechtigkeit nicht vollkommen. Zudem sind die Erwartungen der Opfer nicht immer eindeutig oder realistisch. Häufig leben wir Menschen in der unausgesprochenen Erwartung, dass Gerechtigkeit ein Gefühl der Normalität wiederherstellen und den Schmerz lindern wird. Das mag bis zu einem gewissen Grad so sein, aber häufig ist es eben nicht so. Manchmal kann Gerechtigkeit ein abstraktes Gefühl von dem, was richtig ist, zufrieden stellen. Aber häufig gelingt es nicht, denen, die Unrecht erlitten haben, zu helfen, aus den Kreisläufen der Opferrolle oder Gewalt herauszufinden, selbst wenn der Gerechtigkeit Genüge getan wurde. Tatsächlich ist es so, wie es dem Dichter Bertolt Brecht zugeschrieben wird: „Der Kampf für Gerechtigkeit kann Menschen hässlich machen. Das heißt, der Grund, warum du dich für Gerechtigkeit einsetzt, kann genauso hässlich sein wie die Sache, die du bekämpfen willst.“[76]

Das bedeutet nicht, dass Einzelpersonen und Gruppen nicht nach Gerechtigkeit streben sollten. Durch unseren Wunsch nach Gerechtigkeit erkennen wir an, dass die durch Trauma und Gewalt entstandenen Bedürfnisse sehr komplex sind und dass es Grenzen der Heilung gibt, die das Rechtssystem allein bieten kann.

Gerechtigkeit wird in der heutigen Welt durch das Rechtssystem und die Strafjustiz ausgeübt, die den einzelnen Ländern obliegen. Zusätzlich gibt es noch die internationalen Tribunale. Idealerweise dient die Justiz dem Wohl der Allgemeinheit und hilft, Ordnung zu schaffen. Dieser Gerechtigkeitsansatz basiert auf drei Fragen:

1. Welches Gesetz wurde gebrochen?
2. Wer hat das Gesetz gebrochen?
3. Was sind die Konsequenzen?

Die Konsequenzen für den Täter/die Täterin sind normalerweise eine Form der Strafe.

Bestenfalls dient das Rechtssystem dazu, die Rechte der Menschen zu schützen und einen geordneten Prozess zu gewährleisten. Es spielt eine sehr wichtige Rolle bei der Identifizierung von Straftätern und der Verurteilung von Straftaten.

Übergangsjustiz (transitional justice) ist eine Möglichkeit, Gesellschaften, die unter einem repressiven Regime oder einem bewaffneten Konflikt gelitten haben, zu helfen, diejenigen zur Verantwortung zu ziehen, die Menschenrechte verletzt oder Gräueltaten begangen haben. Das können gerichtliche oder außergerichtliche Maßnahmen sein, zum Beispiel die strafrechtliche Verfolgung einzelner Täter, Wiedergutmachungszahlungen an Opfer von staatlich geförderter Gewalt, die Gründung von Initiativen zur Aufarbeitung von Missbrauch in der Vergangenheit oder die Unterstützung von Reformen bei Institutionen wie Polizei und Justiz.

Aber selbst das aufrichtige Bemühen um Gerechtigkeit kann scheitern. Täter und Täterinnen werden vielleicht niemals gefasst oder sind unerreichbar. Gerichte, Tribunale und Wahrheitskommissionen sind sehr kostenintensiv und können nicht alle zufrieden stellen. Auch hier können gar nicht alle gehört werden, die eigentlich angehört werden müssten. Rechtssysteme können korrupt sein oder bestimmte ethnische Gruppen bevorzugen. Wenn das Leid durch organisiertes Verbrechen oder von einer Regierung verursacht wurde, könnten die Täterinnen und Täter straffrei ausgehen. Auch ist das Rechtssystem in seinen Möglichkeiten beschränkt, die Bedürfnisse derjenigen zu erfüllen, denen Leid zugefügt wurde, oder Heilung zu unterstützen. Seine Hauptaufgabe ist, sicherzustellen, dass die Täter ihre gerechte Strafe bekommen, um in ihnen ein Bewusstsein zu wecken für das, was sie getan haben, oder sie dazu zu bringen, die Verantwortung für ihr Handeln zu übernehmen. Außerdem verschlimmert der häufig die Gegnerschaft betonende Stil die Konflikte und Wunden oft mehr, als dass Heilung geschieht. Die Hoffnung, das Rechtssystem würde Heilung bringen, ist also oft unrealistisch.

Angesichts dieser Begrenzungen wenden sich viele Menschen weltweit den Prinzipien und Praktiken der restaurativen Gerechtigkeit zu. Restaurative Gerechtigkeit blickt zunächst auf den entstandenen Schaden und konzentriert sich auf die Bedürfnisse und Verpflichtungen der Betroffenen. Restaurative Gerechtigkeit kann im Rahmen oder außerhalb des Rechtssystems angewendet werden. So wird sie zu einem wirkungsvollen Werkzeug und einem hoffnungsvollen Weg für Gemeinschaften.[77]

Restaurative Gerechtigkeit basiert auf Methoden, die ihren Ursprung in indigenen und traditionellen Gesellschaften haben. Die folgenden Fragen stehen dabei im Mittelpunkt:

> Wer wurde geschädigt?

> Welche Bedürfnisse sind bei den Geschädigten entstanden?

> Wessen Aufgabe ist es, diese Bedürfnisse zu erfüllen?

> Welches sind die Ursachen des angerichteten Schadens?

> Wer hat eigene Interessen in der Situation?

> Wie können alle mit einbezogen werden, wenn es darum geht, Bedürfnisse und Verpflichtungen anzusprechen und eine Lösung zu finden?

Durch die Frage: „Wer wurde geschädigt?“ wird deutlich, dass die Geschädigten in dem Prozess eine zentrale Rolle spielen müssen und dass die Schädigung nicht nur Auswirkungen auf das Opfer hat, sondern auch auf Angehörige, Freunde, die Gemeinschaft und die Gesellschaft als Ganzes. Auch der Täter, die Täterin kann zu denen gehören, die geschädigt wurden: Er oder sie hat in der Vergangenheit vielleicht Missbrauch erfahren und ist damit ein weiteres Beispiel für die Komplexität der Begriffe „Opfer“ und „Täter/Täterin“.

SCHLÜSSELBEGRIFFE DER RESTAURATIVEN GERECHTIGKEIT:

> Angerichteter Schaden und Bedürfnisse
> Verpflichtungen/Verantwortlichkeit
> Engagement

Die restaurative Gerechtigkeit setzt außerdem einen Fokus auf Rechenschaftspflicht: Diejenigen, die Leid verursacht haben, müssen sich den Folgen ihrer Taten stellen und die Verantwortung übernehmen, das geschehene Unrecht so weit wie möglich wiedergutzumachen. Diejenigen, die durch das Unrecht geschädigt wurden, sollten so gut wie möglich in die Lösung mit einbezogen werden. Unter gewissen Umständen könnte eine Begegnung zwischen Opfer und Täter/Täterin dazugehören, aber nur, wenn das Opfer darum bittet.

AUF HEILUNG AUSGERICHTETE ANSÄTZE:

> Restaurative Gerechtigkeit
> Transformative Gerechtigkeit
> Kreative Gerechtigkeit

Wenn der angerichtete Schaden – und wenn auch nur zum Teil – eine Folge von ungesunden Beziehungen oder gesellschaftlichen oder politischen Strukturen ist, dann dürfen wir bei der Suche nach Gerechtigkeit nicht nur die einzelnen Taten sehen, sondern müssen auch die kollektive Verantwortung und die systemischen Ursachen mit einbeziehen. *Transformative Gerechtigkeit* fragt:

> Welche Umstände und Strukturen haben diese Verletzung zugelassen oder begünstigt?

> Welche strukturellen Zusammenhänge bestehen zwischen dieser und ähnlichen Taten oder Zwischenfällen?

> Welche Maßnahmen können eingeleitet werden, um diese Strukturen und Umstände zu verändern, damit künftige Vorfälle möglichst verhindert werden oder die Häufigkeit vermindert wird?

Transformative Gerechtigkeit kann von Gemeinschaften angewendet werden, wenn es dem Staat nicht gelingt, Einzelpersonen oder Gruppen Gerechtigkeit zuteil werden zu lassen. In den Vereinigten Staaten zögern People of Color zum Beispiel aufgrund von dokumentierter Benachteiligung im System, sich an die Polizei oder Gerichte zu wenden. Transformative Gerechtigkeit wird als eine Möglichkeit betrachtet, dass Gemeinschaften Opfern Sicherheit bieten und Täter/Täterinnen zur Verantwortung ziehen, damit Gewalt reduziert, erlebte Traumata geheilt und die Gemeinschaft in Richtung Gleichheit und Befreiung weitergehen kann.[78]

GenerationFIVE, eine in mehreren US-amerikanischen Städten partnerschaftlich geführte Organisation Ehrenamtlicher, ist ein typisches Beispiel dafür. Die Mitglieder dieser Organisation haben festgestellt, dass die Zahl der Fälle von Kindesmissbrauch sehr hoch ist und dass nur selten über solche Fälle berichtet wird. Kommt dann doch einmal ein Fall in die Medien, wird der Täter/die Täterin bestraft, aber Gerechtigkeit, Sicherheit oder veränderte Beziehungen und

Gemeinschaften ergeben sich daraus nicht. Tief verwurzelte Ursachen – zum Beispiel geschlechtsbedingte Ungleichheit, Ausbeutung bestimmter gesellschaftlicher Gruppen, Rassismus und Gewalt – kommen dabei nicht zur Sprache und verstärken das Problem. Das Ziel dieser Organisation ist, Kindesmissbrauch durch den gemeinschaftsbasierten Ansatz der transformativen Gerechtigkeit in fünf Generationen zu beenden.[79]

Die Konzepte der restaurativen und transformativen Gerechtigkeit finden sich auch in Robert Josephs Aufsatz über versöhnende Gerechtigkeit. Joseph ist Häuptling der kanadischen Gwawaenuk und schreibt über Landenteignungen und andere Ungerechtigkeiten gegen indigene Völker. Für ihn ist versöhnende Gerechtigkeit ein „Konzept zur Streitlösung, ein Ideal, ein Prozess, um die Politik der Leugnung zu überwinden, um ... die Herausforderungen, Probleme und Spannungen angemessen zu lösen, die infolge der Besiedlung entstanden sind."[80]

Ein anderer proaktiver Weg zu Gerechtigkeit wird von Wilma Derksen *kreative Gerechtigkeit* genannt: ein symbolischer Akt oder ein Projekt, das dem Düsteren der Tat entgegenwirkt und/oder verhindert, dass sich das Unrecht wiederholt. Seit der Ermordung von Wilma und Cliff Derksens Tochter Candace im Jahr 1984 in Winnipeg setzt sich Wilma für eine Reform im Umgang mit Opfern ein. Sie schreibt Artikel, hält Vorträge und organisiert den Austausch zwischen Opfern und Inhaftierten und vieles mehr.[81] Die Mitglieder der Organisation *9/11 Families for Peaceful Tomorrows* werden keine Gerichtsverhandlung mehr erleben, in der sie Recht bekommen. Aber sie haben Beziehungen zu Menschen überall auf der Welt aufgebaut, die Opfer von Gewalt geworden sind. Ihr Ziel ist es, eine Welt zu schaffen, in der Hass und Rache nicht den Sieg davontragen.[82] Die *Torture Abolition and Survivors Support Coalition International* (TASSC) wurde von Überlebenden von Folter gegründet. Ihr Anliegen ist es, anderen Überlebenden psychologische Unterstützung zu geben. Sie setzen sich für die Abschaffung von Folter ein und für die Schulung von politischen Entscheidungsträgern.[83]

Die Initiativen zur kreativen Gerechtigkeit können Seite an Seite mit den Bemühungen um formale Gerechtigkeit existieren. Aber die eigene Energie, Zukunft und Begabungen werden nicht durch traumatisches Unrecht oder den Ausgang einer gerichtlichen Untersuchung bestimmt.

Idealerweise befasst sich Gerechtigkeit mit der Vergangenheit und bemüht sich, begangenes Unrecht zu ahnden, damit wir weiter in die Zukunft gehen können. Gemeinsam mit ehemaligen Gegnerinnen und Gegnern könnten Projekte geplant werden. Zum Beispiel könnte eine gemeinsame Geschichte geschrieben werden, um die Einstellung „wir gegen sie" nuancierter darzustellen und Vielschichtigkeit aufzuzeigen (Nr. 11). Das erste Ziel wird sein, Sicherheit und Würde für alle Menschen zu gewährleisten. Dies ist möglich, wenn beide Seiten die Frage beantworten können: „Wie könnte eine

Das Paradox von Sicherheit ist, dass ich/wir mehr Sicherheit empfinden, wenn wir uns für die Sicherheit unserer Nachbarn einsetzen, sogar für die „des oder der anderen". Wirkliche Sicherheit kann entstehen, wenn gerechte und friedliche Beziehungen unter Einzelpersonen, Gruppen und Völkern gefördert werden. Sie ermöglicht es uns, uns sicher zu fühlen und aus dem *Social-Engagement*-System und dem verbindenden Gehirn heraus zu funktionieren und nicht aus der Verteidigungshaltung von Kampf und Flucht.

Kultur und ein System aussehen, das die tiefsten Bedürfnisse unserer Gegner und Gegnerinnen erfüllt?"[84]

Wiederanknüpfung: *Die Möglichkeit der Versöhnung (Nr. 12)*

Versöhnung ist kein Ereignis, das zu einem bestimmten Zeitpunkt geschieht. Versöhnung entsteht langsam nach einem schwierigen und mühsamen Weg zur Heilung. „So viel Gerechtigkeit wie möglich"[85] und Vergebung sind wichtige Elemente, aber keine Garantie für Versöhnung. Versöhnung zeigt sich in Beziehungen. Einstellungen, Überzeugungen und Verhaltensweisen von ehemaligen Gegnern, Feindinnen und Tätern verändern sich. Gemeinsames Handeln tritt an die Stelle von Polarisierung. Trauma und Leid werden nicht vergessen und auch nicht entschuldigt, aber besser verstanden und in eine neue Identität der eigenen Person oder Gruppe integriert (Nr. 12). Das Gefühl von Leistungsfähigkeit sowie Wohlergehen treten an die Stelle von Angst.

Anna sagt:

> *Das geht nicht weg; es ist nicht vorbei. In gewisser Weise ist dies erst ein Anfang; fast aufrichtig kann ich das Wort „Geschenk" in den Mund nehmen. Dies ist ein existenzieller, schonungsloser Ruf aus den tiefsten Tiefen von dem, was wir Gott nennen, um konkret zu benennen, was wichtig ist, was die Wahrheit ist, worum es im Leben geht; nicht nur so, dass ich verstehe, sondern so, dass es mein Leben verändert und eine uneingeschränkte und lebenslange Verpflichtung fordert.*

Etwas Unvorstellbares geschieht, wenn Einzelpersonen und Gruppen den Entschluss fassen, sich ihrem Trauma zu stellen. Wir brauchen uns nicht um Resilienz zu „mühen". Wir entdecken, dass Trauma-Bewältigung und Resilienz genauso zusammenhängen wie Traumata und Gewalt. Wir überraschen uns mit unserer eigenen Kraft und Fähigkeit zur Weiterentwicklung. Wir spüren die Energie, die wir bekommen, wenn wir uns für die Heilung unserer Welt einsetzen. Kreisläufe des Lebens treten an die Stelle der Kreisläufe der Gewalt. Wir erkennen, dass wir mehr sind, als wir uns je hätten vorstellen können.

> TRAUMA UND GEWALT HÄNGEN ZUSAMMEN, GENAUSO WIE TRAUMA-BEWÄLTIGUNG UND RESILIENZ.

In den nun folgenden letzten beiden Kapiteln geht es um die Umsetzung. In Kapitel 6 stellen wir uns vor, *was geschehen wäre, wenn* einige dieser Prinzipien bei der Reaktion der Vereinigten Staaten auf die Anschläge vom 11. September 2001 berücksichtigt worden wären. Und in Kapitel 7 finden Sie Anregungen dafür, wie Sie das, was wir hier erarbeitet haben, auf sich selbst und Ihre Gemeinschaft anwenden können, und zwar nicht irgendwann, sondern jetzt sofort.

Anmerkungen

1 Desmond Tutu in der Einführung von *Forgiveness and Reconciliation*, Hrsg. Helmick, Raymond G., und Peterson, Rodney L., Radnor 2001, S. xi.

2 Levine, *Waking the Tiger*, S. 193–194.

3 Cabrera-Cruz, http://www.uni-klu.ac.at/~hstockha/neu/html/cabreracruz.htm (aufgerufen am 2.9.2022).

4 *Psychosocial Healing: A Guide for Practitioners*, Hrsg. Gutlove, Paula, und Thompson, Gordon, Cambridge, Institute for Resource and Security Studies 2003.

5 Minter, Donna, Minnesota Peacebuilding Leadership Institute, Minneapolis, http://www.mnpeace.org/about.html (aufgerufen am 2.9.2022).

6 Stephan, Maria J., „People Power Can Boost the Afghan Peace Process", *The Olilve Branch* (Blog), United States Institute of Peace, 23. Juli 2019, https://www.usip.org/blog/2019/07/people-power-can-boost-afghan-peace-process (aufgerufen am 2.9.2022).

7 Chenoweth, Erica, und Stephan, Maria J., *Why Civil Resistance Works: The Strategic Logic of Nonviolent Conflict*, Columbia University Press 2013, S. 30–82.

8 Chenoweth, Erica, und Stephan, Maria J., „How the World Is Proving Martin Luther King Right about Nonviolence", *The Washington Post*, 18. Januar 2016, https://www.washingtonpost.com/news/monkey-cage/wp/2016/01/18/how-the-world-is-proving-mlk-right-about-nonviolence/?utm_term=.301de1bc2781 (aufgerufen am 2.9.2022).

9 Chenoweth und Stephan, *Why Civil Resistance Works*, S. 202.

10 Stephan, Maria J., „Sojourners", Summit 2015 Talk, Video vom 15. Oktober 2015 (4:41), https://www.youtube.com/watch?v=WkjWoXQldeo (aufgerufen am 2.9.2022).

11 Stephan, Maria J., „People Power".

12 Chenoweth und Stephan, *Why Civil Resistance Works*, S. 11, 192–222.

13 Ebenda.

14 Judith Lewis Herman verwendet in *Die Narben der Gewalt* die Kategorien *Sicherheit, Erinnern und Trauern* sowie *Wiederanknüpfung*. Paula Gutlove und Gordon Thompson verwenden die Kategorien *Sicherheit, Anerkennen* und *Wiederverbindung*. Bei STAR finden sich die Begriffe *sich befreien/Sicherheit, Anerkennen* und *Wiederanknüpfung* bei Seminaren, die in voller Länge stattfinden, und *sich befreien/Sicherheit, Wahrheit, Erbarmen, Gerechtigkeit, Frieden/Konflikttransformation* in kürzeren Seminaren.

15 Siehe andere Titel aus der Reihe *Little Books*… Dort finden Sie weitere Informationen zu den Themenbereichen, auf die sich die Methoden und Prozesse zur Trauma-Bewältigung stützen: Lederach, John Paul, *The Little Book of Conflict Transformation*, New York 2003; Schirch, Lisa, *The Little Book of Strategic Peacebuilding*, New York 2004, und Zehr, Howard, *The Little Book of Restorative Justice*, New York 2015 (dt. *Fairsöhnt: Restaurative Gerechtigkeit – Wie Opfer und Täter heil werden können*, Schwarzenfeld 2010).

16 Eine Studie im ehemaligen Jugoslawien hat gezeigt, dass die Schaffung eines sicheren physischen und psychologischen Raums mehr als jede andere Art psychologischer Intervention oder Therapie dazu beiträgt, alte soziale Kontakte wieder aufzubauen und neue Menschen kennenzulernen. Aus: Gutlove und Thompson, S. 14.

17 Frankl, Viktor E., *… und trotzdem Ja zum Leben sagen – Ein Psychologe erlebt das Konzentrationslager*, München 2007.

18 Anderson, Mary B., und Wallace, Marshall, *Opting Out of War: Strategies to Prevent Violent Conflict*, Boulder 2013.

19 Botcharova, „Implementation of Track Two Diplomacy“, S. 295–229.

20 Häufig sind die Gründe, wofür wir zu sterben bereit wären, dieselben wie die, wofür wir bereit wären, zu töten. Hier sprechen wir von der Bereitschaft, für eine Sache zu sterben, *aber nicht zu töten*.

21 Porges, *The Pocket Guide to the Polyvagal Theory*, S. 25.

22 Benson, Herbert, und Klipper, Miriam, *Gesund im Stress – Eine Anleitung zur Entspannungsreaktion*, Berlin, Frankfurt, Wien 1978.

23 Van der Kolk, *Verkörperter Schrecken*.

24 Dana, Deb, *Die Polyvagal-Theorie in der Therapie*.

25 Porges, *The Pocket Guide to the Polyvagal Theory*, S. 9.25.

26 Ebenda, S. 195.

27 Harder, Esther, „Night Commuters and Soccer in Soroti“, Mennonite Central Committee Peace Office Newsletter 34, Nr. 2, April–Juni 2004.

28 Booker, Betty, „Blind Trust Author: Leader's Actions in Crisis Impel Conflict, Peace“, *Richmond Times Dispatch*, 4. Oktober 2004. Siehe auch Volkan, Vamik, *Blindes Vertrauen.*

29 Botcharova, „Implementation of Track Two Diplomacy“, S. 295–296.

30 Lapsley, Michael, unveröffentlichte Predigt, Cathedral of St. John the Divine, New York City, 5. Mai 2002.

31 Menaken, Resmaa, *My Grandmother's Hands: Racialized Trauma and the Pathway to Mending Our Hearts and Bodies*, Las Vegas 2017.

32 Ogden, Pat, und Fisher, Janina, *Sensorimotor Psychotherapy: Interventions for Trauma and Attachment*, New York 2015.

33 Emerson, David, und Hopper, Elisabeth, *Trauma-Yoga – Heilung durch sorgsame Körperarbeit. Therapiebegleitende Übungen für Traumatherapeuten, Yogalehrer und alle, die ihren Körper heilen wollen*, Lichtenau 2012.

34 Levine, Peter, *Trauma-Heilung.*

35 Van der Kolk, *Verkörperter Schrecken.*

36 Capacitar International bietet viele Übungen zur Lösung eines Traumas und Selbstregulierung an, https://capacitar.org/ (aufgerufen am 2.9.2022).

37 Craig, Gary, „The Official Gary Craig EFTTM Training Centers“, Official EFTTM, https://www.emofree.com/, oder Dawson Church, „About EFT Tapping“, EFT Universe, https://eftuniverse.com/about/ (aufgerufen am 2.9.2022).

38 Callahan, Roger, „Professional Grade Energy Healing: Thought Field Therapy®“, Callahan Techniques LTD, https://tfttapping.com/ (aufgerufen am 2.9.2022).

39 Berceli, David, „Tension and Trauma Release Exercises®“, TRE® for All, Inc, https://traumaprevention.com/ (aufgerufen am 2.9.2022).

40 Herman, *Trauma and Recovery*, S. 176.

41 Van der Kolk, *The Body Keeps the Score*, S. 203–208.

42 Ogden, Pat, und Fisher, Janina, *Sensorimotor Psychotherapy.*

43 Sattin, Neil, „How to Heal Your Trauma and Triggers with Peter Levine“, Video von Relationship Alive (44:53) vom 17. August 2016,

https://www.youtube.com/watch?v=KUL8HU-SSs8 (aufgerufen am 2.9.2022).

44 Menaken, Resmaa, *My Grandmother's Hands.*

45 Levine, *Waking the Tiger*, S. 188.

46 „Eye Movement Desensitization and Reprocessing", EMDR Institute, Inc., https://www.emdr.com/ (aufgerufen am 2.9.2022).

47 *Forgiveness in Conflict Resolution: Reality and Utility, The Bosnian Experience*, Woodstock Theological Center Colloquium, Georgetown University, 24. Oktober 1997, S. 90.

48 Botcharova, „Implementation of Track Two Diplomacy", S. 299.

49 Der Film *For the Love of Tomorrow* erzählt die bewegende Geschichte von Irène Laure, einem Mitglied des französischen Widerstands im Zweiten Weltkrieg, und schildert ihren Kampf, die Zerstörungskraft ihres Hasses nach Ende des Krieges anzuerkennen, und schließlich ihre Rolle bei der Versöhnung von Deutschland und Frankreich. Produziert von David Channer und Ian Corcoran (1985). DVD in sieben Sprachen bei Initiatives of Change International, Streams unter https://vimeo.com/157553174 (aufgerufen am 2.9.2022).

50 *Forgiveness in Conflict Resolution … The Bosnian Experience*, S. 82.

51 Botcharova, „Implementation of Track Two Diplomacy", S. 300.

52 Cabrera-Cruz, http://www.uni-klu.ac.at/~hstockha/neu/html/cabreracruz.htm (aufgerufen am 2.9.2022).

53 Ein Beispiel für transformative Anerkennung von Einzelpersonen und Gruppen, siehe „Trauma Connection, and Polarisation", von Yoder, Carolyn, in: Brubaker, David, u. a., *When the Center Does Not Hold: Leadership in an Age of Polarization*, Minneapolis 2019.

54 Wenn Menschen, die einen Missbrauch erlebt haben, den Tätern/Täterinnen oder auch Angehörigen gegenübertreten, um den Missbrauch anzusprechen, können sie aus dem Gleichgewicht kommen, sofern sie keine Unterstützung bekommen. Prozesse der restaurativen Gerechtigkeit können Überlebenden bei einer Begegnung von Angesicht zu Angesicht oder mit Stellvertretern/Stellvertreterinnen helfen. Bei der restaurativen Gerechtigkeit gibt es strenge Prüfungsrichtlinien, ausführliche Vorbereitungsregeln und eine unterstüt-

zende Begleitung. Siehe Oudshoorn, Judah, Jackett, Michelle, und Stutzman, Lorraine, *The Little Book of Restorative Justice for Sexual Abuse: Hope through Trauma*, New York 2015.

55 Yoder, Caroyln, Telefongespräch mit Bessel A. van der Kolk, Trauma Center, Brookline, MA, 23. Februar 2005.

56 Mathes Cane, Patricia, *Trauma Healing and Transformation: Awakening a New Heart with Body Mind Spirit Practices*, Watsonville 2000.

57 Seeds of Peace, „Inspiring the Next Generation to Transform Conflict and Their Communities", New York, https://www.seedsofpeace.org/ (aufgerufen am 2.9.2022).

58 DeWolf, Tom, und Geddes, Jodie, *The Little Book of Racial Healing: Coming to the Table for Truth-Telling, Liberation and Transformation*, New York 2019.

59 September 11th Families for Peaceful Tomorrows, „Turning Grief into Actions for Peace", New York, https://peacefultomorrows.org/ (aufgerufen am 2.9.2022).

60 Fambul Tok International, https://www.fambultok.org/ (aufgerufen am 2.9.2022). Die erste Schulung des Versöhnungskomitees im Fambul-Tok-Prozess enthielt einen großen Teil des STAR-Lehrplans, und einiges davon wird immer noch bei Gemeinschaftsschulungen verwendet.

61 *Forgiveness in Conflict Resolution … The Northern Ireland Experience*, S. 54.

62 Der Vorschlag für eine Struktur solcher Begegnungen findet sich bei Gutlove und Thompson.

63 Van der Kolk, Bessel A., „Traumatic Stress Disorder and the Nature of Trauma", in: *Healing Trauma: Attachment, Mind, Body, and Brain*, Hrsg. Solomon, Marion, und Siegel, Daniel, New York 2003, S. 188.

64 Porges, Stephen, „What ist the Polyvagal Theory?", https://www.youtube.com/watch?v=ec3AUMDjtKQ (aufgerufen am 2.9.2022).

65 Das „Liebeshormon" Oxytocin trägt dazu bei, dass wir Vergnügen empfinden, wenn wir uns einander zuwenden. Robert Malenka, MD, PhD, der sich näher mit diesem Hormon beschäftigt hat, sagt:

„Bei so viel Hass und Wut in der Welt könnte nichts wichtiger sein, als die Mechanismen im Gehirn zu verstehen, die in uns den Wunsch wecken, anderen Menschen freundlich zu begegnen."

66 Stanford University Medical Center, „Study shows how ‚love hormone' oxytocin spurs sociability". Medical Press, 28. September 2017, https://medicalxpress.com/news/2017-09-hormone-oxytocin-spurs-sociability.html (aufgerufen am 2.9.2022).

67 *Forgiveness in Conflict Resolution… The Northern Ireland Experience*, S. 69.

68 Levine, *Waking the Tiger*, S. 194.

69 Botcharova, „Implementation of Track Two Diplomacy", S. 92.

70 *Forgiveness in Conflict Resolution… the Northern Ireland Experience*, S. 5–6.

71 Arendt, Hannah, zitiert in: *Forgiveness in Conflict Resolution: Reality and Utility, The Northern Ireland Experience*, S. 28.

72 *Forgiveness in Conflict Resolution… The Northern Ireland Experience*, S. 2.

73 Ebenda, S. 83.

74 Dominus, Susan, und Hugo, Pieter, „Portraits of Reconciliation", New York Times Magazine, 6. April 2014, http://www.nytimes.com/interactive/2014/04/06/magazine/06-pieter-hugo-rwanda-portraits.html?_r=0 (aufgerufen am 2.9.2022).

75 News and Press, Fambul Tok International, https://www.fambultok.org/news-and-events/press (aufgerufen am 2.9.2022).

76 Bertolt Brecht zugeschrieben. Zitiert von Cary, Anthony, in: *Forgiveness in Conflict Resolution: Reality and Utility, The Northern Ireland Experience*, S. 28.

77 Weitere Informationen finden Sie bei Zehr, Howard, *Fairsöhnt: Restaurative Gerechtigkeit – Wie Opfer und Täter heil werden können.*

78 Kershnar, Sara, Haines, Staci, Harkins, Gillian, u. a., „Toward Transformative Justice: A Liberatory Approach to Child Sexual Abuse and other forms of Intimate and Community Violence" (generationFIVE, 2007), S. 1. www.transformativejustice.eu/wp-

content/uploads/2010/11/G5_Toward_Transformative_Justice.pdf (aufgerufen am 2.9.2022).

79 „Child Sexual Abuse Is a Social Justice Issue“, generationFIVE. http://www.generationfive.org/the-issue/ (aufgerufen am 2.9.2022).

80 Joseph, Robert, „Denial, Acknowledgement, and Peacebuilding through Reconciliatory Justice“, Te Matahauariki Research Institute, August 2001, https://lianz.waikato.ac.nz/PAPERS/Rob/Denial.pdf (aufgerufen am 2.9.2022).

81 Wilma Derksen hält Vorträge, bietet Schulungen und Hilfsgruppen für Menschen an, die einen Mordanschlag überlebt haben, und organisiert Dialoge zwischen Opfern und Inhaftierten. http://www.wilmaderksen.com/ (aufgerufen am 2.9.2022).

82 Turning Our Grief into Action for Peace, https://peacefultomorrows.org/ (aufgerufen am 2.9.2022).

83 Torture Abolition and Survivors Support Coalition, Washington DC, https://www.tassc.org/ (aufgerufen am 2.9.2022).

84 *Forgiveness in Conflict Resolution… The Northern Ireland Experience*, S. 82.

85 Volf, Miroslav, „Forgiveness, Reconciliation, and Justice“, in: *Forgiveness and Reconciliation*, Hrsg. Helmick, Raymond G., und Petersen, Rodney L., Radnor 2001, S. 39.

KAPITEL 6

DIE ANSCHLÄGE VOM 11. SEPTEMBER UND DIE FRAGE NACH DEM DURCHBRECHEN DER KREISLÄUFE

Das STAR-Modell anwenden

„Die Aufgabe von Friedensstiftern ist es, zu verhindern, dass Menschen weiter verletzt werden."

James O'Dea[1]

Als ich klein war, spielte ich mit meinen Schwestern „zuhause". Unsere Puppen waren unsere Kinder. Wir bildeten eine Familie und dachten uns Geschichten aus. Gemeinsam spannen wir die Geschichte immer weiter und spielten die unserer Fantasie entsprungenen Ereignisse nach. Gelegentlich nahm die Geschichte eine Richtung, die uns nicht gefiel. Dann sagte eine von uns einfach: „Das streichen wir jetzt mal weg." Manchmal mussten wir auch miteinander verhandeln. Aber gewöhnlich kehrte der Erzähler oder die Erzählerin einfach wieder zurück zu einer früheren Anschlussstelle in der Geschichte, und wir gaben unserem Spiel ein anderes Ende.

Wie schön wäre es, wenn es im richtigen Leben auch so einfach wäre! Leider gehört der Zauber des „einfach Wegstreichens“ in die Kindheit. Wenn leichte Lösungen nicht zu erkennen sind, reagieren wir mit Jammern, Reue und einer Fülle von „Was wäre, wenn?“-Fragen, die uns in der Vergangenheit festhalten. Aber die Frage: „Was wäre, wenn?“ kann auch helfen, sich eine andere Zukunft vorzustellen – sogar eine andere Gegenwart. In der ersten Ausgabe dieses Buches schrieb ich 2005:

> Gehen wir also wieder zurück zum 11. September 2001 und stellen uns vor: Was wäre gewesen, wenn?
>
> *Was wäre gewesen, wenn* in den schrecklichen Tagen nach den Anschlägen vom 11. September die Verantwortlichen der Vereinigten Staaten – der Präsident und unsere Gouverneure, Bürgermeisterinnen, die Geistlichen und Medizinerinnen – unsere Gefühle der Wut, der Verwirrung, Demütigung, des Entsetzens und unseren Wunsch nach Gerechtigkeit und Rehabilitierung als ganz normale Trauma-Reaktionen gewertet hätten? *Was wäre gewesen, wenn* sie ganz klar und deutlich formuliert hätten, dass diese Reaktionen der Bereiche des unteren Gehirns zwar normal sind, unser Handeln jedoch nicht bestimmen sollten?
>
> *Was wäre gewesen, wenn* unsere Leitenden gewusst hätten, dass ihre eigenen Trauma-Reaktionen auf einen Angriff, der während ihrer Amtszeit geschieht, ihr Urteilsvermögen beeinträchtigen könnte? Was wäre gewesen, wenn sie eine aus Demut geborene Größe gezeigt hätten, indem sie unsere Verbündeten

gebeten hätten, ihnen zu helfen, eine Reaktion zu formulieren?

Was wäre gewesen, wenn diese heimtückischen Angriffe als Verbrechen gewertet worden wären und nicht als ein kriegerischer Akt? *Was wäre gewesen, wenn* die Vereinigten Staaten die mitfühlende internationale Gemeinschaft um Kooperation und Hilfe gebeten hätten bei der Aufgabe, terroristische Netzwerke zu zerstören, die Täter vor Gericht zu bringen und die finanziellen Unterstützungssysteme, die sie mit den nötigen Mitteln versorgen, zu unterbrechen?[2]

Was wäre gewesen, wenn man uns Mut gemacht hätte, unseren muslimischen oder immigrierten Nachbarn mit kleinen, spontanen Zeichen der Freundlichkeit zu begegnen? *Was wäre gewesen, wenn* Städte und Gemeinden ihre Bürgerinnen und Bürger angeregt hätten, ihre Trauma-Energie durch gemeinsame Wanderungen, Tanzveranstaltungen, Fußballspiele, Tennis- und Golfturniere, Spaziergänge und Wettkämpfe abzureagieren und gemeinsam Geld zu sammeln für die Opfer und Überlebenden von Gewalt weltweit?

Was wäre gewesen, wenn landesweit Tage der Trauer ausgerufen worden wären zum Zweck, miteinander zu schweigen, zu meditieren, zu beten und auf Führung und Weisheit zu lauschen, um zu einer unkonventionellen Reaktion auf die unkonventionelle Tat, Flugzeuge in Gebäude zu steuern, zu gelangen?[3] *Was wäre gewesen, wenn* wir den Rest der Welt eingeladen hätten, dies mit uns gemeinsam zu tun?

Was wäre gewesen, wenn unsere Regierung als Antwort auf die Frage: „Warum hassen sie uns?" Universitäten, Journalistinnen, Fernsehsender, Filmemacher und Künstlerinnen aufgefordert hätte, die zu Grunde liegende Geschichte aufzuarbeiten? *Was wäre gewesen, wenn* sie ganz normale Bürgerinnen und Bürger sowie Führungspersönlichkeiten aus dem Mittleren Osten und anderswo nach den Zuständen in ihrem alltäglichen Leben gefragt hätte? *Was wäre gewesen, wenn* man sie gefragt hätte, welchen Einfluss die Vereinigten Staaten auf ihr Leben haben – positiv wie negativ –, und was ihrer Meinung nach zu den Anschlägen vom 11. September geführt hat?

Was wäre gewesen, wenn wir bei der Erforschung der Ursachen festgestellt hätten, dass reale Menschen auf der ganzen Welt über einen langen Zeitraum hinweg nicht nur von der Großzügigkeit der Vereinigten Staaten profitiert, sondern wegen unserer Politik auch Leid erfahren und sogar ihr Leben verloren haben? *Was wäre gewesen, wenn* eine solche Entdeckung uns die Möglichkeit gegeben hätte, die Narrative von *Gut gegen Böse* und von erlösenden gewalttätigen Lösungen als vereinfachend und gefährlich zu verwerfen?

Was wäre gewesen, wenn ganz gewöhnliche Bürgerinnen und Bürger – darunter auch die 82 Prozent der US-Bevölkerung, die noch nie im Ausland waren – mit der Unterstützung unserer Politikerinnen und Politiker an Austauschbesuchen, Workshops und Seminaren teilgenommen hätten, um gemeinsam zu lernen, wie unser Leben mit dem der Menschen im Rest der Welt verflochten ist?

Was wäre gewesen, wenn wir zueinander gesagt hätten: „Es tut uns leid. Nie wieder sollten terroristische Anschläge geschehen oder eine Politik Schaden anrichten – weder bei euch noch bei uns noch bei irgendjemandem"?

Was wäre gewesen, wenn auch nur ein Teil des Geldes, das für den Krieg gegen den Terror ausgegeben worden ist, in das Gesundheitswesen, in Schulen und in Bildung in den Vereinigten Staaten und auf der ganzen Welt geflossen wäre?

Was, wenn der Krieg dem Terrorismus nicht Einhalt gebietet?

Was, wenn es noch nicht zu spät wäre, die Richtung zu ändern?

Inzwischen schreiben wir das Jahr 2019. Hunderttausende Zivilisten und Armeeangehörige haben in den „endlosen Kriegen" in Afghanistan und dem Mittleren Osten ihr Leben verloren. Billionen Dollar wurden als Kredit aufgenommen, für die die Vereinigten Staaten im Augenblick die Zinsen zahlen, weil die Kriege nicht durch neue Steuern oder Kriegsanleihen finanziert werden sollen.[4]

Aber Sicherheit erleben wir immer noch nicht. Die Anzahl weltweiter terroristischer Angriffe ist seit den Anschlägen vom 11. September in ungeahnte Höhen geschossen.[5] Schon 2018 gab es in Afghanistan mehr Taliban als im Jahr 2001.[6] Eine vom Kongress eingesetzte Arbeitsgruppe zu Terrorismus berichtete 2018, dass „trotz unserer Bemühungen, dem Terrorismus entgegenzuwirken und unser Heimatland zu beschützen, die Bedrohung der Vereinigten Staaten durch Extremismus seit den Anschlägen vom 11. September zugenommen hat und auch weiterhin wächst."[7] Sie empfiehlt einen neuen Ansatz, der auf Prävention abzielt.

Krieg verschärft die Klimakrise. Zwischen 2010 und 2015 haben die Operationen des Verteidigungsministeriums – dem größten Verbraucher von Öl und Erdölprodukten – den CO_2-Ausstoß in die Atmosphäre pro Jahr im Durchschnitt um 44 Millionen Tonnen erhöht. Dem *Costs of War*-Projekt der Brown University zufolge „werden die Ausgaben für Krieg und die Nutzung von Öl die Fähigkeit der Vereinigten Staaten, Resilienz zu entwickeln und Treibhausgasemissionen zu reduzieren, einschränken".[8]

Der Schrecken des Krieges findet seinen Weg zurück nach Hause in Gestalt von fast einer Million US-Veteranen, die mit Langzeitfolgen des Krieges zu kämpfen haben. Viele weitere müssen mit den Auswirkungen von Traumata leben. Durchschnittlich 20 Veteranen pro Tag begehen Suizid, und die Suizidrate unter den noch aktiven Armeeangehörigen ist alarmierend hoch.[9] Für jeden eingesetzten Soldat wird ein Angehöriger seiner Stabilität beraubt. Für jeden Veteranen gibt es einen Angehörigen, der die sekundären Traumata des Krieges miterlebt.

Was, wenn konventionelle Sicherheit uns nicht immer mehr Sicherheit bietet?

Was, wenn Krieg den Terrorismus nicht beendet?

Was, wenn es noch nicht zu spät wäre, die Richtung zu wechseln?

Anmerkungen

1 O'Dea, James, *Cultivating Peace: Becoming a 21st Century Peace Ambassador*, Shift Books 2012.

2 Seminare Docherty, Jayne, und Schirch, Lisa, „A Long-Term Strategy for American Security", Center for Justice and Peacebuilding, Eastern Mennonite University. Entstanden im Herbst 2001 als Ant-

wort auf die Frage: „Was würden nun Friedensarbeiter in Sachen 11. September unternehmen?“ Vorgestellt werden kurzfristige (10 Jahre) und langfristige (50 Jahre) Strategien. https://emu.edu/now/news/2001/long-term-strategy-american-security/ (aufgerufen am 2.9.2022).

3 Über neun Monate hinweg widmete sich Mohandas Gandhi 1930 der „gemeinschaftlichen Meditation“, um den nächsten Schritt in der Unabhängigkeitsbewegung der Inderinnen und Inder zu erkennen. Die Vision des Salzmarschs entstand in dieser Zeit des Gebets und der Meditation. Aus: Butigan, Ken, „Spiritual Practice in the Time of War“, The Wolf: The Newsletter of Pace e Bene, Herbst 2004, https://paceebene.org/ (aufgerufen am 2.9.2022).

4 Crawford, Neta C., „United States Budgetary Costs of the Post-9/11 Wars Through FY2019: $5.9 Trillion Spent and Obligated“, Watson Institute, Brown University, 14. November 2018, S. 3. https://watson.brown.edu/costsofwar/files/cow/imce/papers/2018/Crawford_Costs%20of%20War%20Estimates%20Through%20FY2019%20.pdf (aufgerufen am 2.9.2022).

5 Britzky, Haley, und Basu, Zachary, „Global Terror Attacks Have Skyrocketed Since 9/11“, Axios Newsletter, 16. September 2018, https://www.axios.com/2018/09/16/global-terror-attacks-have-skyrocketed-since-911 (aufgerufen am 2.9.2022).

6 „Why Afghanistan Is More Dangerous than Ever“, BBC News, 14. September 2018, https://www.bbc.com/news/world-asia-45507560 (aufgerufen am 2.9.2022).

7 Task Force on Extremism in Fragile States, „Beyond the Homeland: Protecting America from Extremism in Fragile States“, United States Institute of Peace, September 2018, https://www.usip.org/sites/default/files/Taskforce-Extremism-Fragile-States-Interim-Report.pdf (aufgerufen am 2.9.2022).

8 Crawford, „United States Budgetary“, S. 9.

9 Wentling, Nikki, „VA Reveals Its Veteran Suicide Statistic Included Active-Duty Troops“, Stars and Stripes, 20. Juni 2018, https://www.stripes.com/news/us/va-reveals-its-veteran-suicide-statistic-included-active-duty-troops-1.533992 (aufgerufen am 2.9.2022).

KAPITEL 7

WIE ALSO WOLLEN WIR LEBEN?

*„Die Menschheit hat das Netz des Lebens nicht gewebt.
Wir sind nur ein Faden darin.
Was immer wir dem Netz antun, tun wir uns selbst an.
Alle Dinge sind miteinander verwoben.
Alle Dinge verbinden."*

Häuptling Seattle, Führer der amerikanischen indigenen Stämme der Suquamish und Duwamish

Bisher bin ich noch niemandem begegnet, die oder der nicht den Wunsch hat, für ihre und seine Kinder, Enkel und Urenkel eine bessere Welt zu hinterlassen. Doch die Art, wie diese Sehnsucht ausgelebt wird, kann heilsam sein – oder zerstörerisch. Hier sind sieben Anregungen für ein Leben, das ein Vermächtnis der Heilung und Resilienz an die nachfolgenden Generationen weitergibt, und nicht ein Vermächtnis des Traumas und der Gewalt.

1. Gewinnen Sie neue Perspektiven, indem Sie das STAR-Modell im Alltag zur Anwendung kommen lassen.

Die täglichen Nachrichten bieten eine Fülle von Fallbeispielen für das dreiteilige STAR-Modell: a) Trauma-Erlebnis, b) Kreisläufe der Gewalt gegen uns selbst und andere auf Grund von nichtbehandelten Traumata und c) der Prozess des Durchbrechens von Kreisläufen der Gewalt und des Aufbaus von Resilienz. Versuchen Sie einmal, die Nachrichten mit diesem Modell im Hinterkopf anzuschauen. Zum Beispiel:

> Fragen Sie sich beim Zuhören: Wer ist das identifizierte Opfer/wer sind die identifizierten Opfer? Wer ist der/die identifizierte Täter, Täterin/wer sind die identifizierten Täter und Täterinnen? Könnten die Rollen vertauscht sein, wenn wir noch ein anderes Segment ihrer Geschichte miteinbeziehen würden?

> Achten Sie auf das Narrativ, das von Verantwortlichen, den Medien und ganz gewöhnlichen Bürgerinnen und Bürgern, vielleicht sogar von Ihnen selbst, unterstützt wird: Wir gegen sie, Gut gegen Böse, erlösende Gewalt, gewähltes Trauma. Werden Sie Zeuge von tranceartigen „psychologischen Gruppenritualen" (siehe Kapitel 4)?

> Achten Sie auf Beispiele von Heilung, Resilienz und Wohlverhalten trotz Bedrohung durch Einzelpersonen und Gruppen. Feiern Sie die Welleneffekte sich allmählich ausbreitender Wirkung!

Unbeabsichtigt verstärken wir das Denken *Gut gegen Böse* und „der oder die andere", indem wir die Begriffe „gute Jungs oder Mädchen" und „böse Jungs oder Mädchen" recht locker in den Mund nehmen. Durch diese zu stark vereinfachenden Ausdrücke distanzieren wir uns selbst, unsere Gruppe und unser Land von „den Bösen". Ein vielschichtiges menschliches Wesen wird auf ein einziges Schlagwort reduziert. Dadurch können wir unsere eigene dunkle Seite ignorieren und gleichzeitig Unheil und Böses auf andere projizieren. Sogar kleine Kinder können unterscheiden zwischen schlechten Entscheidungen und Verhaltensweisen und „einem bösen Kind".

2. Gegen Gewalt aufstehen: Schweigen vermittelt Zustimmung.

Ervin Staub beschäftigt sich in seiner Forschung mit der Psychologie von *Gut und Böse*, den Ursachen von Massengewalt und Völkermord und der Frage, warum wir als Menschen anderen helfen oder ihnen Schaden zufügen. Er sagt, es sei unsere Aufgabe als Gesellschaft, uns schon früh gegen die Rhetorik „wir gegen sie" zur Wehr zu setzen und demonstrativ die infrage zu stellen, die Hass propagieren.[1]

Wenn wir uns nicht einmischen, weil wir „nicht politisch sein" wollen oder weil wir denken, wir könnten sowieso nichts ausrichten, ermutigen wir durch unser Schweigen die Täter und Täterinnen, die das als Zustimmung werten. Tatenlos zuzuschauen, ist nicht gleichzusetzen mit Neutralität und kann tödliche Konsequenzen haben. Staub schreibt, unsere Haltung bestimme zum großen Teil, ob die Flammen des Hasses gelöscht werden oder ob eine Situation zu Gewalt eskaliert.[2] Unsere Stimme hat Gewicht.

> Ich denke, die Menschen halten so eigensinnig an ihrem Hass fest, weil sie spüren, dass sie gezwungen sein werden, sich mit ihrem Schmerz auseinanderzusetzen, wenn der Hass erst mal weg ist.
>
> *James Baldwin, Schriftsteller, Aktivist, Verfasser von Theaterstücken*

Joseph Bock, Spezialist für Gewaltprävention, fordert besonders gläubige Menschen auf, diejenigen innerhalb ihrer Glaubensgemeinschaft infrage zu stellen, die Hass predigen oder Gräueltaten, Fanatismus und Aggression mit Stellen aus heiligen Schriften rechtfertigen.[3] Es ist ein Verbrechen, bewusst Ebola, Polio oder Masern unter die Menschen zu bringen. Ist es nicht auch kriminell, bei Menschen die Angst vor Bedrohung und „dem anderen“ so zu schüren, dass es ihnen schwer fällt, Sicherheit zu empfinden, und ihre Fähigkeiten, zu reflektieren, Furcht auszugleichen und Verbindung aufzunehmen, eingeschränkt werden?

In einem Umfeld von Polarisierung und Gewalt kann leicht vergessen werden, dass verletzte Menschen andere Menschen verletzen. Es ist eine Herausforderung, mit einer Hand eine Hass-speiende Person oder Gruppe zu konfrontieren und mit der anderen Hand den darunterliegenden Wunden und Schmerzen mit Achtsamkeit und Mitgefühl zu begegnen.

3. *Eine Auswahl an Trauma-lösenden Übungen und beruhigenden Körper-Gehirn-Übungen entwickeln.*

Stärken Sie Ihre Resilienz in einer turbulenten Welt durch zwei verschiedene Methoden: a) Trauma-lösende Übungen, die die Energie der Kampf- und Fluchtreaktionen freisetzen und posttraumatische Reaktionen zu verhindern helfen, und b) selbst- und koregulierende Körper-Gehirn-Übungen, die uns ruhig werden lassen – damit wir handlungsfähig werden mit klarem Blick, mit Mitgefühl und Mut inmitten von Stress und wir uns nicht von unseren Instinkten leiten lassen und ängstlich reaktiv sind. Lesen Sie noch einmal Kapitel 5. Dort finden Sie Methoden, die von Einzelpersonen oder einer Gruppe angewendet werden können, nicht nur von Psychologen.

Diese einfachen, aber sehr wirkungsvollen Übungen können als emotionale Erste-Hilfe-Maßnahmen in Krisenzeiten eingesetzt werden, um Alltagsstress abzubauen, und sie können uns dabei helfen, gut miteinander zu leben und uns im öffentlichen Diskurs einzubringen. Stellen Sie sich vor, welche Auswirkungen es auf eine Gemeinschaft oder Gesellschaft hätte, wenn diese Übungen auf breiter Ebene gefördert und trainiert würden in den herausfordernden Stunden, Wochen, Monaten und Jahren nach einer Naturkatastrophe, einem Massaker in einer Schule oder einem politischen Anschlag. Stellen Sie sich vor, sie in Bürgerversammlungen zu integrieren, wenn kontroverse Themen auf der Agenda stehen, bei strittigen Rechtsfällen, in Prozessen von restaurativer Gerechtigkeit, beim Engagement gegen Rassismus oder bei Verhandlungen nach einem Konflikt. Das Ziel ist nicht, Wut zu unterdrücken oder Einwände zu ersticken, sondern zu erkennen, wenn Diskussionen „in die falsche Richtung“ laufen. Sie können uns helfen, wieder in unser *Social-Engagement*-System zu finden. Anstatt einander zu dämonisieren, können wir anstehende Probleme mit Flexibilität, Kreativität und dem „intuitiven Wissen, das die Weisheit befeuert“, ansprechen.[4] Das ist auf jeden Fall die bessere Lösung.

4. Setzen Sie sich für eine Veränderung der Herzen sowie von Strukturen/Systemen ein.

Effektive Gerechtigkeits- und Konflikttransformationsarbeit, die potenziell Trauma erzeugende Ereignisse reduziert, setzt voraus, dass persönliche Transformation *und* strukturelle Veränderungen nicht aus dem Blick verloren werden. Zahllose korrupte und unterdrückende Regimes wurden bei Revolutionen gestürzt, doch das nachfolgende Regime war dann genauso schlimm oder sogar schlimmer, weil die neuen Verantwortlichen genauso waren wie die, die sie abgelöst hatten. Wut kann ein zündender Funke sein und eine Bewegung in Gang setzen. Aber die Liebe eines erweckten Herzens muss die Kraft sein, die sie trägt. Denn sonst verstärkt unser Engagement für Veränderung den Hass, die Polarisierung, Grausamkeit und Angst in der Welt.

Die Herzen der Menschen zu verändern, ist wichtig, reicht aber nicht aus. Wenn wir darauf beharren, dass dies der einzige Weg zu dauerhafter Veränderung ist, ignorieren wir die Realität und die Millionen von Menschen, die unter der Ungerechtigkeit vieler Systeme leiden und jetzt Hilfe und strukturelle Veränderung brauchen. Stellen Sie sich vor, Sie müssten als Flüchtling unter schlimmsten Bedingungen in einem Lager leben und würden Ihr hungerndes Kind in den Armen halten. Und dann sagt jemand zu Ihnen, Hilfe bekämen Sie nur, wenn die Herzen der politisch Verantwortlichen sich erweichen ließen. Wie viel wäre Ihnen an persönlicher Veränderung gelegen?

Martin Luther King sagte einmal: „Das Gesetz kann einen Menschen nicht zwingen, mich zu lieben, aber es kann ihn daran hindern, mich zu lynchen." Setzen Sie sich dafür ein, Strukturen *und* Herzen zu verändern, und fangen Sie bei sich selbst an. Beides ist wesentlich, solange wir mit Fehlern behaftete Menschen in einer komplexen Welt sind.

5. Entdecken Sie die Macht und die Möglichkeiten von Gewaltlosigkeit.

Der Erfolg von gewaltlosem Widerstand der Zivilbevölkerung war, wie wir in Kapitel 5 gesehen haben, im vergangenen Jahrhundert größer als der Erfolg von gewalttätigen Kampagnen.[5] Ganz gewöhnliche Bürgerinnen und Bürger spielen bei gewaltfreien Bewegungen eine entscheidende Rolle.

Was, wenn wir uns mit derselben Intensität mit Gewaltfreiheit auseinandersetzen würden, mit der wir jetzt die Möglichkeit eines Krieges abwägen? Gründen Sie doch eine Arbeitsgemeinschaft oder rufen Sie im Netz eine Gruppe ins Leben (siehe z. B. die Literaturauswahl auf Seite 171). Machen Sie sich mit den verschiedenen Taktiken vertraut, die auf der Straße oder im eigenen Wohnzimmer angewendet werden können, von Streiks über Märschen, Scheinbeerdigungen, humorvollen Parodien zu Ausständen und offenen Briefen/Kampagnen in den sozialen Netzwerken.[6] Überlegen Sie, was zu Ihren Wertmaßstäben, Interessen und zu Ihrem Einflussbereich passt. Achten Sie auf Ihr Herz und Ihren Geist: Gewaltlosigkeit bedeutet nicht nur die Abkehr von äußerer Gewalt, sondern auch von innerer Gewalt, die vielleicht unterschwellig unser Denken bestimmt. Wichtig ist, *wie* Sie sich zeigen.

Und begegnen Sie schließlich der Lähmung der Entmutigung, Verzweiflung und des Traumas, indem Sie sich einmischen. Damit reihen Sie sich ein in eine lange Tradition, in der auch Namen wie Martin Luther King Jr., Dorothy Day und der pakistanische Zeitgenosse von Gandhi Abdul Ghaffar Khan zu finden sind. Seine Armee gewaltloser Pashtun-Krieger hat großes Leid erfahren, als sie sich gegen die britische Herrschaft erhob. Sie gehören zu den Tausenden ganz gewöhnlichen Bürgerinnen und Bürgern auf der Welt, die Gewalt als Mittel zum Zweck ablehnen.

6. Bleiben Sie informiert – und halten Sie Ausschau nach Nachrichten, die keine Nachrichten sind.

Im Zeitalter der Cyberangriffe, Meinungsmache und Fake News hat man manchmal den Eindruck, über ein Minenfeld zu laufen. Überprüfen Sie die Fülle der Nachrichten in den sozialen Netzwerken anhand von heimischen und internationalen Quellen, die Sie mit einem Mausklick aufrufen können. Nehmen Sie sich gelegentlich eine Auszeit, wenn Ihnen die Nachrichten über Katastrophen, Streitereien und Hass zu viel werden. Die Bedrohungen und Herausforderungen in unserer Welt können Angst machen, kaum zu ertragen und sogar traumatisierend sein, bis hin zur Lähmung.

Kämpfen Sie gegen die Verzweiflung an, indem Sie sich auf die Menschen konzentrieren, die hinter den Nachrichten stehen: Initiativen in der ganzen Welt, die nur selten in die Schlagzeilen kommen. Schließen Sie sich engagierten Bürgerinnen und Bürgern in Ihrer Gemeinschaft an, die sich dafür einsetzen, Traumata zu heilen, Gewalt zu verhindern, Brücken über Abgründe zu bauen, Diskriminierung zu entlarven und gerechte, lokale Wirtschaftssysteme zu unterstützen. Schließen Sie sich Menschen an, die beharrlich für eine vernünftige Politik kämpfen, um der Klimakrise entgegenzuwirken, trotz der vielen Politikerinnen und Politiker sowie Unternehmen, denen die Bereitschaft fehlt, Maßnahmen zu ergreifen, die eine Katastrophe verhindern könnten. Begegnen Sie Ihren Nachbarn mit Wertschätzung, schenken Sie Ihren Kindern Liebe, umarmen Sie Ihre Freunde. Margaret Wheatley, Expertin für Führung und Organisationsverhalten, sagt, in unsicheren Zeiten könnten wir Freude finden, indem wir durch unsere Macht, unseren Einfluss, unsere Erkenntnisse und unser Mitgefühl gebietsweise „Inseln der Vernunft" schaffen.[7] Sie beschreibt einen Weg der Koregulation und eines guten Verhaltens angesichts von Bedrohung.

Wenn Ihr Haus in Flammen steht und Ihre Kinder noch darin sind, spricht niemand über politische Zugehörigkeit, über Religion, Hautfarbe, soziale Schicht, sexuelle Orientierung, Diskriminierung von Menschen mit Behinderung oder Genderfragen. Unser einziger Wunsch ist dann, alle zu retten. Gibt es in Krisenzeiten einen Punkt, an dem sich der Schwerpunkt von Hass und Polarisierung zu der Erkenntnis verschiebt, dass wir alle im selben Boot sitzen, Fäden in demselben Lebensnetz sind? Dass der Wunsch nach Sicherheit für alle – für Freundin und Feind gleichermaßen – jedem einzelnen von uns mehr Sicherheit schenkt? Wenn das so ist, dann hinterlassen wir unseren Kindern und Enkeln ein starkes Erbe der Heilung und Resilienz.

7. Vergessen Sie nicht: Wir sind nicht allein.

Ein Trauma zu behandeln, zu verhindern oder Kreisläufe der Gewalt zu durchbrechen und Beziehungen zu erneuern, ist eine lebenslange Aufgabe, die wir nicht allein übernehmen können. Beten Sie. Meditieren Sie. Stimmen Sie sich ein auf die Weisheit von Körper und Herz, Verstand und Geist. Suchen Sie als Gemeinschaft Hilfe für den Weg bei der Quelle des Lebens, die versprochen hat, dass das Licht die Dunkelheit besiegen wird, und dass ein Frieden, der über unsere Ängste hinausgeht, uns beleben und führen wird, wenn wir bereit sind, uns in lebensbejahender Weise einem Trauma zu stellen.

Anmerkungen

1 Staub, Ervin, *The Roots of Evil: The Origins of Genocide and Other Group Violence*, Cambridge 1989.

2 Ebenda, S. 20–21.

3 Bock, Joseph G., *Sharpening Conflict Management: Religious Leadership and the Double-Edged Sword*, Westport 2001, S. 97.

4 Siegel, *Pocket Guide*, S. 27–1 bis 27–3.

5 Chenoweth und Stephan, *Why Civil Resistance Works*, S. 6–7.

6 Sharp, Gene, „198 Methods of Nonviolent Action“, Albert Einstein Institution (enthalten auch in: Sharp, Gene, *Von der Diktatur zur Demokratie – Ein Leitfaden für die Befreiung*, München 2008), https://www.aeinstein.org/free-resources/free-publications/deutsch/ (aufgerufen am 2.9.2022).

7 Wheatley, Margaret J., *Who Do We Choose to Be? Facing Reality, Claiming Leadership, Restoring Sanity*, Oakland 2017, Vorwort.

LITERATURAUSWAHL

Anderson, Mary B., und Wallace, Marshall, *Opting Out of War: Strategies to Prevent Violent Conflict*, Boulder 2013.

DeWolf, Tom, und Geddes, Jodie, *The Little Book of Racial Healing: Coming to the Table for Truth-Telling, Liberation, and Transformation*, New York 2019.

Levine, Peter A., mit Frederick, Anne, *Trauma-Heilung – Das Erwachen des Tigers. Unsere Fähigkeit, traumatische Erfahrungen zu transformieren*, Essen 1998.

Menaken, Resmaa, *My Grandmother's Hands: Racialized Trauma and the Pathway to Mending Our Hearts and Bodies*, Las Vegas 2017.

Oudshoorn, Judah, Jackett, Michelle, und Stutzman, Lorraine, *The Little Book of Restorative Justice for Sexual Abuse: Hope through Trauma*, New York 2015.

Schirch, Lisa, *The Ecology of Violent Extremism: Perspectives on Peacebuilding and Human Security, Peace and Security in the 21st Century*, Lanham 2018.

Van der Kolk, Bessel A., *The Body Keeps the Score: Brain, Mind and Body in the Health of Trauma*, New York 2014, S. 347–356 (dt. *Verkörperter Schrecken – Traumaspuren in Gehirn, Geist und Körper und wie man sie heilen kann*, Lichtenau 2015).

Frankl, Viktor E., *… und trotzdem Ja zum Leben sagen – Ein Psychologe erlebt das Konzentrationslager*, München 2007.

Zehr, Howard, *Fairsöhnt: Restaurative Gerechtigkeit – Wie Opfer und Täter heil werden können*, Schwarzenfeld 2010.

MATERIAL ZU GEWALTFREIHEIT

Ackerman, Peter, und Duvall, Jack, *A Force More Powerful: A Century of Nonviolent Conflict*, New York 2001.

A Force More Powerful, Videoserie bei Vimeo. Von Steve York geschrieben und produziert, eine Produktion von York and Zimmerman Inc. und WETA, Washington DC.

Unterrichtsmaterial:
https://teachwithmovies.org/a-force-more-powerful/,
https://peacelearner.org/2011/10/03/a-force-more-powerful/.

Deutsche Zusammenfassung von Chenoweth & Stephan 2011: https://www.sicherheitneudenken.de/zivile-sicherheit-ist-wirksam/chenoweth-studie/ oder https://dfg-vk.de/wp-content/uploads/2021/01/Wie_ziviler_Widerstand_wirkt-Endfassung_dt.pdf.

Eine Website vor allem für junge Leute: https://nonviolence.com/why/.

Resource Center for Nonviolence, https://rcnv.org/.

Nonviolence International, https://www.nonviolenceinternational.net/resources.

International Center on Nonviolent Conflict, Onlinekurse und Material in mehr als 70 Sprachen und Dialekten, https://www.nonviolent-conflict.org/.

Synergizing Nonviolent Action and Peacebuilding, United States Institute of Peace, 2019: https://www.usip.org/publications/2019/04/snap-synergizing-nonviolent-action-and-peacebuilding

… IM DEUTSCHSPRACHIGEN RAUM

Aktiv gewaltfrei – pax christi: https://www.aktivgewaltfrei.de/.

Arnold, Martin, *Gütekraft – Ein Wirkungsmodell aktiver Gewaltfreiheit nach Hildegard Goss-Mayr, Mohandas K. Gandhi und Bart de Ligt*, Baden-Baden 2011.

Friedensinstitut Freiburg: https://www.eh-freiburg.de/friedensinstitut/.

Goss-Mayr, Hildegard, *Wie Feinde Freunde werden – Mein Leben mit Jean Goss für Gewaltlosigkeit, Gerechtigkeit und Versöhnung*, Freiburg 1996.

Internationaler Versöhnungsbund: https://versoehnungsbund.de/.

Keine Gewalt – Friedliche Revolution und der Weg der Gewaltlosigkeit: https://keinegewalt.com/.

Ökumenisches Institut für Friedenstheologie: https://friedenstheologie-institut.jimdofree.com/.

Schramm, Luise, *Evangelische Kirche und Anti-AKW-Bewegung – Das Beispiel der Hamburger Initiative kirchlicher Mitarbeiter und Gewaltfreie Aktion im Konflikt um das AKW Brokdorf 1976–1981*, Göttingen 2018.

Steinweg, Reiner/Laubenthal, Ulrike (Hg.), *Gewaltfreie Aktion – Erfahrungen und Analysen*, Frankfurt am Main 2011.

Tempel, Konrad, *Anstiftung zur Gewaltfreiheit – Über Wege einer achtsamen Praxis und Spiritualität*, Berlin 2008.

Vinthagen, Stellan, *Eine Theorie der gewaltfreien Aktion – Wie ziviler Widerstand funktioniert*, Wolfsburg 2017.

War Resisters› International (Hg.), *Handbuch für gewaltfreie Kampagnen*, Heidelberg 2017.

ÜBER DIE AUTORIN

Carolyn E. Yoder ist die Gründerin und Leiterin von STAR (Strategien zur Traumawahrnehmung und Resilienz), einem Schulungsprogramm des Center for Justice and Peacebuilding der Eastern Mennonite University in Virginia. Mehr als 18 Jahre arbeitete sie als Pädagogin und Psychotherapeutin in Asien, Ost- und Südafrika, im Mittleren Osten und dem Kaukasus. Sie betreibt eine private Praxis für Psychotherapie und ist spezialisiert auf Trauma-Transformation.

Sie und ihr Mann Rick haben drei Töchter und vier Enkelkinder und leben in Harrisonburg, Virginia/USA.

www.PeaceAfterTrauma.com

VERZEICHNIS DER ABBILDUNGEN

Abb. 1: *Der STAR-Ansatz integriert diverse Konzepte*; Seite 19 (© Jan Jenner und STAR-Team der Eastern Mennonite University, adaptiert von Carolyn Yoder).

Abb. 2: *Trauma-Erfahrung*; Seite 49 (© STAR-Team der Eastern Mennonite University, adaptiert von Olga Botcharovas Modell © 1998. Erschienen in *Forgiveness and Reconciliation*, Templeton Foundation Press 2001).

Abb. 3: *Reaktionen des Nervensystems auf Sicherheit und Bedrohung*; Seite 51 (adaptiert von Carolyn Yoder aus: Deb Dana, *The Beginners Guide to Polyvagal Theory*, https://www.rhythmofregulation.com/resources).

Abb. 4: *Gehirn und Vagusnerven* (Lithografie von 1543); Seite 52 (Fotolithografie von 1940 eines Holzschnitts von 1543. Wellcome Collection, https://wellcomecollection.org/).

Abb. 5: *Ein Blick auf unser Gehirn*, Seite 54 (© Nazarii M/Shutterstock.com).

Abb. 6: *Kreisläufe der Gewalt*, Seite 81 (© Carolyn Yoder und STAR-Team der Eastern Mennonite University, basierend auf den Arbeiten von Olga Botcharova, Peter Levine, Vamik Volkan und Walter Wink).

Abb. 7: *Beispiele für Reinszenierung*, Seite 83 (Quellen: Martha Cabrera, Peter Levine, Bessel van der Kolk, Vamik Volkan).

Abb. 8: *Kreisläufe der Gewalt durchbrechen – Resilienz entwickeln*, S. 105 (© STAR-Team der Eastern Mennonite University, adaptiert von Olga Botcharovas Modell © 1998. Erschienen in *Forgiveness and Reconciliation*).

DANKE!

Dass Sie diese deutsche Ausgabe in Ihren Händen halten, ist auch dem Engagement zahlreicher einzelner Personen sowie Institutionen zu verdanken. Der Verlag sagt daher ein *herzliches Dankeschön* an:

- Karen Hinrichs, Freiburg;
- Dr. Martin Horstmann, Köln;
- Benjamin Isaak-Krauß, Frankfurt am Main;
- Andreas Rosenwink, Bammental;
- das Bildungszentrum Bienenberg;
- das Deutsche Mennonitische Friedenskomitee;
- das Deutsche Mennonitische Missionskomitee;
- das Mennonitische Hilfswerk;
- die Mennonitengemeinde zu Hamburg und Altona;
- die Evangelische Landeskirche in Baden sowie
- die Stiftung Wings of Hope Deutschland der Evangelisch-Lutherischen Kirche in Bayern.

EDITION BIENENBERG

Band 1 (2005): Martin Forster/Hanspeter Jecker (Herausgeber),
Faszination Heiliger Geist –
Herausforderungen charismatischer Frömmigkeit
(nur noch direkt beim Bildungszentrum Bienenberg erhältlich)

Band 2 (2005): Thomas R. Yoder Neufeld,
Christus ist unser Friede –
Die Kirche und ihr Ruf zu Wehrlosigkeit und Widerstand
(nur noch direkt beim Bildungszentrum Bienenberg erhältlich)

Band 3 (2011): John Howard Yoder,
Die Politik des Leibes Christi – Als Gemeinde zeichenhaft leben

Band 4 (2012): John Howard Yoder, *Die Politik Jesu*

Band 5 (2014): Stuart Murray,
Nackter Glaube – Christsein in einer nachchristlichen Welt

Band 6 (2017): Lukas Amstutz/Hanspeter Jecker (Herausgeber),
Fit für die Welt!? Beiträge zu einer friedenskirchlichen
Theologie und Gemeindepraxis
(Festschrift zum 65. Geburtstag von Bernhard Ott)

Band 7 (2019): Bruxy Cavey, *Jesus. Punkt.*
Gute Nachricht für Suchende, Heilige und Sünder

Band 8 (2020): Frieder Boller, *Selbstführung in stürmischen*
Zeiten – Wie wir krisenfester und konfliktfähiger werden

Band 9 (2022): Carolyn E. Yoder, *Heilsam mit traumatischen*
Erlebnissen umgehen – Wege zu Resilienz, Frieden und Versöhnung

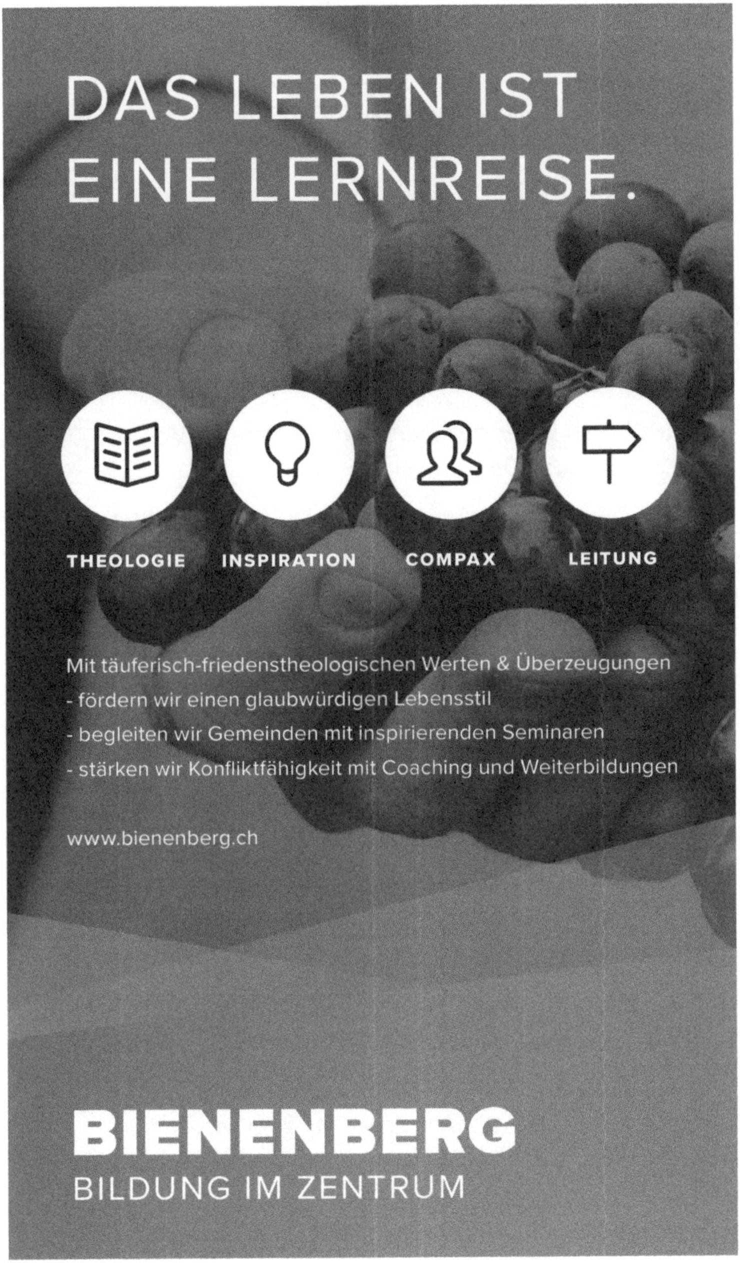
DAS LEBEN IST
EINE LERNREISE.
THEOLOGIE
INSPIRATION
COMPAX
LEITUNG
Mit täuferisch-friedenstheologischen Werten & Überzeugungen
- fördern wir einen glaubwürdigen Lebensstil
- begleiten wir Gemeinden mit inspirierenden Seminaren
- stärken wir Konfliktfähigkeit mit Coaching und Weiterbildungen
www.bienenberg.ch
BIENENBERG
BILDUNG IM ZENTRUM

Mehr aus dem Neufeld Verlag

Markus Baum, *Jochen Klepper*. Biografie.
ISBN 978-3-86256-014-1. 3. Auflage 2021

Sabine Berndt, *Sei mutig, schau hin und versteh' mich! Lösungsorientiertes Verhaltenstraining und elementarer Bindungsaufbau*. ISBN 978-3-86256-174-2, 2021

Frieder Boller, *Selbstführung in stürmischen Zeiten – Wie wir krisenfester und konfliktfähiger werden*.
ISBN 978-3-86256-159-9, 2. Auflage 2020

Sabine Dittrich, *Erben des Schweigens*. Roman.
ISBN 978-3-86256-042-4, 2. Auflage 2015

Timothy J. Geddert, *Verantwortlich leben – Wenn Christen sich entscheiden müssen*. ISBN 978-3-937896-49-6, 5. Auflage 2019

John Paul Lederach, *Vom Konflikt zur Versöhnung. Kühn träumen – pragmatisch handeln*. ISBN 978-3-86256-068-4, 2016

Bernhard Ott, *Wegbegleiter in Krisenzeiten – Impulse von Martin Buber*. ISBN 978-3-86256-165-0, 2020

Hanna Schott, *Von Liebe und Widerstand – Magda & André Trocmé: Der Mut dieses Paares rettete Tausende*.
ISBN 978-3-86256-017-2, 4. Auflage 2018

Alfred und Sylvia Sobel, *Stärke fürs Leben entwickeln – So meistern Sie den Alltag mit einem behinderten Kind*.
ISBN 978-3-86256-096-7, 2018

Howard Zehr, *Fairsöhnt. Restaurative Gerechtigkeit – Wie Opfer und Täter heil werden können*. ISBN 978-3-937896-96-0, 2010

Sabine Zinkernagel, *Wer nur auf die Löcher starrt, verpasst den Käse – Aus dem Leben mit zwei besonderen Kindern*. ISBN 978-3-86256-027-1, 2. Auflage 2013

Dieses Buch wurde **in Deutschland** hergestellt.

Das Papier, das dafür verwendet wurde, ist FSC®-zertifiziert. Als unabhängige, gemeinnützige, nichtstaatliche Organisation hat sich der Forest Stewardship Council® (FSC®) die Förderung des verantwortungsvollen und nachhaltigen Umgangs mit den Wäldern der Welt zum Ziel gesetzt.

MIX
Papier aus verantwortungsvollen Quellen
FSC® C083411
www.fsc.org

Außerdem unterstützen wir ein **Waldschutzprojekt** in Kolumbien. Diese Initiative schützt 1.150.200 Hektar tropischen Regenwald und bewahrt dessen Biodiversität. Hand in Hand mit den Gemeinden, bietet sie Bildung, Gesundheitsversorgung, Ernährungssicherheit und weitere soziale Leistungen für 16.000 Menschen aus sechs indigen ethnischen Gruppen.

Klimaneutral
Druckprodukt
ClimatePartner.com/15105-2210-1001

Dieses Buch wurde bewusst **nicht in Folie eingeschweißt**; unser Versandpartner verwendet zudem Papier und nicht Plastik als Füllmaterial.

Stellen Sie sich eine Welt vor, in der jeder willkommen ist!

neufeld-verlag.de